Dr. André Reitz **Vom Bauchnabel abwärts**

**Das Gesundheitsbuch für den Mann**

Dr. André Reitz

# Vom Bauchnabel abwärts. Das Gesundheitsbuch für den Mann

2. Auflage

S. Hirzel Verlag Stuttgart

**Wichtiger Hinweis**
Das vorliegende Buch ist sorgfältig erarbeitet worden. Dennoch erfolgen alle Angaben ohne Gewähr. Weder Autor noch Verlag können für eventuelle Nachteile oder Schäden, die aus den im Buch gemachten praktischen Hinweisen resultieren, eine Haftung übernehmen.

Ein Markenzeichen kann warenrechtlich geschützt sein, auch wenn ein Hinweis auf etwa bestehende Schutzrechte fehlt.

Bibliografische Information der Deutschen Nationalbibliothek
Die Deutsche Nationalbibliothek verzeichnet diese Publikation in der Deutschen Nationalbibliografie; detaillierte bibliografische Daten sind im Internet über http://dnb.d-nb.de abrufbar.

ISBN: 978-3-7776-1460-1



2. Auflage 2007
1. Auflage 2007


Birkenwaldstraße 44, 70191 Stuttgart
Printed in Germany
Einbandgestaltung: deblik, Berlin unter Verwendung einer Abbildung von mauritius images, Mittenwald
Druck & Bindung: Kösel GmbH & Co. KG, Krugzell

www.hirzel.de

# Vorwort

Liebe Männer, die Idee zu diesem Buch entstand in meiner urologischen Sprechstunde. Wenn Männer ein urologisches Problem schildern, offenbart sich häufig, wie ungenau das Wissen über ihren Körper ist. Zudem kommen viele Männer erst Monate bis Jahre nach Beginn der Beschwerden, häufig aus Unkenntnis, Scham oder Furcht vor einer schwerwiegenden Erkrankung. In nicht wenigen Fällen ist dies dann Monate bis Jahre zu spät für eine optimale Behandlung. Information und Abbau von Scham und Angst sind also dringend notwendig.

Das vorliegende Buch ist ein Sachbuch für Männer, es soll über das Thema Männergesundheit verständlich und eingängig informieren und sensibilisieren. Es erhebt den Anspruch, den aktuellen Stand der medizinischen Forschung zu berücksichtigen, das heißt, alle genannten Fakten basieren auf Studien, die in der medizinischen Literatur veröffentlicht und zusätzlich vom Autor kritisch hinterfragt wurden. Dabei ist es kein Fachbuch für Experten, sondern bewusst für jedermann geschrieben. Ebenso wenig ist es ein Werk zum Nachschlagen. Da die Inhalte aufeinander aufbauen, empfehle ich Ihnen, das Buch von Beginn an durchzulesen. Vor allem aber soll Ihnen dieses Buch das Thema Mann und Männergesundheit unterhaltsam und kurzweilig näherbringen.

Viel Spaß und gute Unterhaltung wünscht Ihnen

Ihr Dr. André Reitz

# Inhalt

**Vorwort** 5

**Penis, Erektion und Erektionsstörungen** 9
Erektion 17
Erektionsstörungen 24
Behandlung der Erektionsstörung 35
Penis-Notfälle 48

**Sexuell übertragbare Krankheiten** 57
Gonorrhoe 58
Syphilis 59
Chlamydieninfektion 60
Infektion mit Papillomaviren 61
Aids 62

**Hoden und Fruchtbarkeit** 65
Samenerguss und Orgasmus 71
Samenflüssigkeit und Fruchtbarkeit 80
Hoden-Notfälle 101
Hodentumor: eine Erkrankung des jungen Mannes 103

**Prostata** 113
Prostataentzündung 116
Gutartige Prostatavergrößerung 118
Behandlung der gutartigen Prostatavergrößerung 126
Bösartiger Prostatatumor 132
Behandlung des Prostatatumors 145

**Männergesundheit im Alter** 155
Hormone des alternden Mannes 159
Sexualität des alternden Mannes 167
Fruchtbarkeit im höheren Lebensalter 175

**Resümee** 177
**Glossar** 178
**Register** 188

# Penis, Erektion und Erektionsstörungen

## Penisgröße

Gewöhnlich beginnt ein Kapitel über den Penis so: „Der Penis ist ein mystisches Organ und von jeher ein Symbol männlicher Macht und Potenz." Wir hingegen beginnen mit einem banalen Thema, der Penisgröße, und räumen gleich mit einem angeblichen Erfahrungswert auf, wonach es eine Korrelation zwischen der Nasen- und der Penislänge gibt. Die gibt es erwiesenermaßen nicht; weder die Nasenlänge noch andere Körpermerkmale wie zum Beispiel die Schuhgröße ermöglichen eine zuverlässige Vorhersage der Penislänge. Einzig die Länge des Zeigefingers korrelierte in einer Studie unter griechischen Männern mit der Penislänge: In der untersuchten Gruppe hatten diejenigen mit einem längeren Zeigefinger auch einen längeren Penis.

„Mein Haus, mein Auto, meine Yacht …" Ein Werbespot führte uns vor Augen, wie beliebt Vergleiche unter Männern sind. Der Klassiker unter den Vergleichen allerdings ist der Schwanzvergleich. Seit Männer gemeinsam duschen, sei es im Sportverein oder bei der Bundeswehr, gibt es diesen Vergleich, und die meisten Männer haben das Gefühl, hier nur mittelmäßig abzuschneiden. Im Gegensatz zu Einkommen, Motorleistung und Prozessorgeschwindigkeit ist der Penisvergleich in der Regel nonverbal. Niemand sagt schließlich zu seinem Tennispartner: „Du, mein Schwanz ist länger als Deiner", wohl aber: „Mein neuer Wagen hat 300 PS!"

Die subjektive Wahrnehmung der Größe hat nichts mit den objektiven Tatsachen zu tun; die wahren Dimensionen des Penis werden meist unterschätzt. Allerdings halte ich die Theorie, dass durch den ungünstigen Blickwinkel, mit dem Männer von oben auf den Penis blicken, die Größe permanent unterschätzt wird, für nicht besonders schlüssig.

Für Männer mit der Vorstellung, ihr Penis sei zu klein, beginnt das Problem häufig in der Pubertät mit einem subjektiv schlechten Abschneiden im Duschvergleich. Die mitunter beachtlichen penilen Dimensionen der Darsteller in einschlägigen Filmen verschieben später die Vorstellung von einer normalen Penisgröße nochmals zu den eigenen Ungunsten. Eine Untersuchung in Italien hat Männer mit dem Wunsch nach einer Penisverlängerung nach ihren Vorstellungen von einer normalen Penislänge befragt und festgestellt, dass die allermeisten die normale Länge weit überschätzen oder gar überhaupt keine Vorstellung haben, wie lang ein durchschnittlicher Penis sein sollte. Nicht weiter verwunderlich ist dann, dass bei keinem dieser Männer eine Penislänge außerhalb der Normalwerte gemessen wurde. Die meisten machen sich im Übrigen eher Gedanken um die Länge des schlaffen Penis, nur wenige sind mit der des erigierten Penis unzufrieden. Interessanterweise hat nur jeder fünfte Mann ein Problem mit der Dicke seines Penis – ein fataler Trugschluss, wie sich später herausstellen wird.

## Normalwerte

Zunächst aber zu den Fakten. Die größte Untersuchung wurde bei 3300 jungen Italienern aus der Toskana durchgeführt, wobei die durchschnittliche Länge des schlaffen Penis mit 9 cm und der durchschnittliche Umfang mit 10 cm gemessen wurde. Hier bietet sich die Gelegenheit, mit der weitverbreiteten Annahme aufzuräumen, dass die Größe des Penis von der geographischen Herkunft oder der Zugehörigkeit zu einer bestimmten Rasse abhängig ist; dies ist nämlich nicht der Fall. In Amerika wurde die Penislänge in verschiedenen Untersuchungen mit 8,8–9,7 cm gemessen, in Deutschland mit 8,6–9,5 cm und in Frankreich in einer Studie mit 10,7 cm.

Nun mag man zu Recht bemängeln, dass die Länge des schlaffen Penis allein nicht viel aussagt, sie schwankt bekanntlich in Abhängigkeit von allerlei emotionalen Faktoren und der Umgebungstemperatur. Amerikanische Wissenschaftler fanden heraus, dass die Dimensionen des schlaffen Penis keine Aussage über die des erigierten Penis erlauben, was heißt, dass ein im schlaffen Zustand eher kleiner Penis im erigierten Zustand durchaus überdurchschnittlich groß sein kann und umgekehrt.

Selbstverständlich hat man auch Daten über die Dimensionen des erigierten Penis erhoben. Meist wurden der Umfang und die Länge gemessen. Einige Untersuchungen verlassen sich auf eine natürlicherweise zustande gekommene Erektion, andere benutzen ein Medikament, dass in den Schwellkörper injiziert wird und dann eine Erektion hervorruft.

Die ältesten Daten sind rund 50 Jahre alt und stammen aus dem *Kinsey-Report*. Damals wurden 2770 Männer gebeten, die Länge ihres erigierten Penis selbst zu messen und die Daten per Post an das Institut zu senden. Die Teilnehmer maßen die Länge mit einem Maßband in Inch und durften jeweils auf ein viertel Inch aufrunden. Die Tatsache, dass viel mehr volle und halbe als Viertel- und Dreiviertel-Inch-Werte gemeldet wurden, veranlasste die Untersucher zu der Vermutung, dass wohl einige Männer ein wenig mehr aufgerundet hatten. Schlussendlich ergab sich ein Mittelwert von 15,5 cm. Selbst gemessene Daten sind eben anfällig für persönliche Eitelkeiten.

Wenn möglich, sollte ein unabhängiger Untersucher die Messungen vornehmen oder es sollte wenigstens ein „aussagekräftiges Foto" vorliegen. So geschehen in einer amerikanischen Untersuchung bei 81 Männern, die selbst ein Profilfoto mit einem Maßband im Hintergrund aufnahmen. Diese Methode brachte nun erstmals einen objektiven Wert ans Licht. Die durchschnittliche Penislänge lag in dieser Untersuchung bei 15,3 cm, wobei der kürzeste erigierte Penis 11,4 cm und der längste 20,3 cm maßen. Zwei Drittel der untersuchten Männer lagen zwischen 13,3 und 16,5 cm, je ein Drittel darunter und darüber. In einer Studie aus Deutschland wurden bei 111 Männern durchschnittlich 14,5 cm gemessen, wobei sich die Werte zwischen 10 und 19 cm verteilten.

## Frauen und Penisgröße

Obwohl wir immer wieder in der Ratgeberpresse Bemerkungen von Frauen lesen, die Größe des Penis habe keinen Einfluss auf die sexuelle Befriedigung der Partnerin, ist dies keineswegs so klar, denn in den Gazetten werden einzelne Erfahrungsberichte unzulässig verallgemeinert. In einer Untersuchung aus den Niederlanden hat man Frauen befragt, wie wichtig die Penisgröße ihres Partners für ihre sexuelle Befriedigung ist. Jede fünfte Frau fand die Länge des Penis wichtig, doch nur eine von 100 fand sie sehr wichtig. Immerhin 80 % maßen der Länge des Penis keine oder überhaupt keine Bedeutung bei. Bezüglich des Penisumfangs verhielt es sich ähnlich; 31 % der Frauen fanden die Dicke des Penis wichtig und 2 % sehr wichtig. Bei 67 % spielte die Dicke keine oder überhaupt keine Rolle für die sexuelle Befriedigung.

Wenn sie auch in der Minderheit sind – für eine beträchtliche Anzahl von Frauen ist die Penisgröße ihres Partners von Bedeutung für eine befriedigende Sexualität, wobei die Dicke des erigierten Penis wichtiger zu sein scheint als dessen Länge. Letzteres wurde auch in einer amerikanischen Untersuchung bestätigt, in der 45 von 50 befragten Studentinnen angaben, dass ihnen die Penisdicke wichtiger sei als die Länge, und bei nur 5 Befragten war es umgekehrt.

Leider gibt es nur wenige Untersuchungen zu den Dimensionen des erigierten Penis, die neben der Länge auch den Durchmesser oder den Umfang festgehalten haben. Klar ist, dass sich während einer Erektion die Dicke nicht so dramatisch verändert wie die Länge. In der bereits erwähnten deutschen Untersuchung nahm der Durchmesser von 3,1 auf 3,9 cm an der Penisbasis und von 3,0 auf 3,5 cm auf Höhe der Eichel zu.

Auch die Richtung, in die der erigierte Penis zeigt, ist variabler als man so denkt. Die Krümmung, die er während der Erektion beschreibt, weist bei den meisten Männern nach oben. Bei rund 15 % jedoch beschreibt der erigierte Penis eine Kurve nach unten; interessanterweise erreicht die Erektion bei einem Viertel der Männer nicht die Horizontale, und die Penisspitze zeigt auch während der Erektion nach unten. Das kann an der Größe des Penis liegen oder an der Dehnbarkeit des Bindegewebes, das ihn mit dem Schambein verbindet. Ist der Penis nun sehr groß oder das Bindegewebe sehr dehnbar, kann es dazu kommen, dass auch der voll erigierte Penis keinen Winkel von 90° zur Vertikalen erreicht.

## Penishaut

Der Penis ist wie auch der Hodensack von einer speziellen Haut umgeben, die sich in mancher Hinsicht von der an anderen Körperstellen unterscheidet. Da wäre zunächst die extreme Anpassungsfähigkeit an verschiedene Funktionszustände und Umgebungstemperaturen, man denke zum Beispiel an die Längen- und Umfangszunahme während der Erektion auf der einen Seite und an ein frühsommerliches Bad in der Nordsee auf der anderen Seite.

Der Penishaut fehlen in der Regel die Bestandteile der normalen Haut wie Drüsen und Haare, lediglich im Bereich der Eichel, rings um den so genannten Eichelkranz, sind kleine Drüsen zu finden, die ein weißliches Sekret zwischen Eichel und Vorhaut produzieren, das Smegma. Wenn ein solcher Belag vorhanden ist, kann man allerdings auf eine nachlässige Genitalhygiene schließen; das ist in einer urologischen Untersuchung besonders beliebt. Tägliches Waschen der Eichel und der inneren Vorhautschicht nach komplettem Zurückziehen der Vorhaut sollte für den Mann in jedem Alter eine Selbstverständlichkeit sein. Normalerweise bietet sich Duschgel oder Seife an, Männer mit empfindlicher Haut können auf hautfreundliche Produkte zur Genitalhygiene zurückgreifen. Sorgfältiges Abtrocknen nach dem Waschgang beugt einer möglichen Pilzinfektion vor.

## Vorhaut

Immer wenn es im Laufe der Evolution eine empfindliche Region des Körpers vor äußeren Einwirkungen zu schützen galt, hat sich eine Protektionseinrichtung ausgebildet. Man denke zum Beispiel an das Augenlid, welches das Auge vor Verletzung und Infektion schützt. Ganz ähnlich verhält es sich mit der Vorhaut, deren Aufgabe es ist, die darunterliegende Eichel vor Verletzungen, Reizungen und Infektionen zu schützen. Während die äußere Hautschicht der Vorhaut aus normaler Penishaut besteht, wird die innere Hautschicht aus einer weichen Schleimhaut gebildet, die durch eine Talgschicht (das bereits erwähnte Smegma) auf der Eichel gleitet. Gleichzeitig stimuliert die Vorhaut die empfindlichen Nervenendigungen auf der Eichel.

Auf der anderen Seite kann Mann auch ganz gut ohne die Vorhaut leben, und die Beschneidung von Knaben oder Männern ist eine jahrtausendealte Tradition, sie gilt als eine der ältesten Operationen überhaupt. Bereits aus dem alten Ägypten sind Beschneidungsszenen bekannt. Im jüdischen und moslemischen Kulturkreis werden praktisch alle Knaben aus religiösen Gründen beschnitten. Auch in den Vereinigten Staaten und in Kanada werden nahezu alle männlichen Neugeborenen aus Tradition beschnitten.

Der medizinische Sinn und Nutzen allerdings sind umstritten. In Deutschland wird die Vorhaut praktisch nur dann entfernt, wenn eine medizinische Notwendigkeit oder explizit der Wunsch dazu besteht. Wissenschaftlich klar belegbare Vorteile einer Vorhautentfernung fehlen bisher, einzig treten bei beschnittenen Männern weniger bösartige Tumoren des Penis und bei ihren Partnerinnen weniger Gebärmutterhalstumoren auf.

## Vorhautentfernung

Die Vorhaut kann mitunter Objekt von Ärgernissen werden, wenn sich zwischen Eichel und Vorhaut eine Entzündung bildet, eine so genannte Balanitis. Eine solche Entzündung kann dazu führen, dass sich die Vorhaut nicht vollständig oder gar nicht zurückziehen lässt, was die Entzündung wiederum verstärkt. Meist ist dann eine Vorhautentfernung nötig. Dieser Eingriff wird auch Zirkumzision genannt. Er kann in den meisten Fällen unter örtlicher Betäubung und ambulant in der Praxis eines Urologen vorgenommen werden.

Bei der plastischen Zirkumzision wird die Vorhaut auf Höhe des Eichelrings entfernt und die Penishaut mit der inneren Vorhautschicht vernäht. Im Prinzip besteht auch die Möglichkeit einer teilweisen Vorhautentfernung, wobei die Vorhaut dann die halbe Eichel bedeckt. Das sieht kosmetisch meist nicht so gut aus, zudem besteht das Risiko, dass die Verengung zurückkehrt. Bei der Operation werden selbstauflösende Fäden verwendet, die der Körper im Zuge der Wundheilung aufnimmt und deren Enden schließlich von selbst abfallen. Nach Abklingen der örtlichen Betäubung können sich Schmerzen an der Operationswunde einstellen, die sich jedoch mit einem Schmerzmittel gut kontrollieren lassen. Der Wundverband verbleibt einige Tage um den Penis gewickelt; in dieser Zeit sollten sportliche und auch sexuelle Aktivitäten möglichst unterbleiben.

Nach dem Eingriff ist die nun freiliegende Eichel für einige Zeit überempfindlich, dies legt sich jedoch nach einigen Wochen. Nicht wenige Männer bemerken nach dem Eingriff eine Veränderung des sexuellen

Erlebens, insbesondere die Masturbation kann Schwierigkeiten bereiten und ein Gleitgel erforderlich machen.

## Spanischer Kragen

Mitunter kann es passieren, dass sich die Vorhaut hinter den Eichelkranz zurückzieht. Wird dies zum Beispiel in der Nacht nicht sofort bemerkt, schwillt die Vorhaut an und bildet eine schmerzhafte Einschnürung. Diesen unangenehmen Zustand nennt man eine Paraphimose, im Volksmund auch Spanischer Kragen genannt. Gelingt es nicht, die Vorhaut wieder über die Eichel zurückzuschieben, kann es notwendig werden, sie auf dem Wege der Zirkumzision zu entfernen.

## Schwellkörper und erektiles Gewebe

Unter der Penishaut verbergen sich viele Strukturen auf engstem Raum. Herzstück des Penis sind die drei zylindrischen Schwellkörper, die mit erektilem Gewebe gefüllt sind. Die zwei Hauptschwellkörper befinden sich an der Penisoberseite, sie werden Corpora cavernosa genannt und reichen von der Unterseite des Schambeins in den Penisschaft hinein.
Der an der Unterseite des Penis liegende Harnröhrenschwellkörper, Corpus spongiosum genannt, umschließt die Harnröhre. Während die Corpora cavernosa den Penisschaft bilden, setzt sich der Harnröhrenschwellkörper bis in die Penisspitze fort. Die drei erektilen Strukturen sind von einer festen Hülle umschlossen, die 1–3 mm dick und aus festem Bindegewebe aufgebaut ist. Diese äußere Schicht wird auch als Tunica albuginea, weiße Haut, bezeichnet, weil sie aufgrund des hohen Bindegewebsgehaltes weißlich schimmert. Obwohl sehr fest und belastbar, kann auch sie brechen, wie wir später im Kapitel Penisbruch sehen werden.

In den Schwellkörpern findet sich das erektile Gewebe, ein feines Netzwerk, das aus Muskelzellen, Bindegewebe und Nerven besteht und exzellent durchblutet ist. Um sich das Innenleben eines Schwellkörpers vor Augen zu führen, stellen Sie sich einfach ein Croissant vor, dessen luftig leichter Teig im Inneren eine gewisse Ähnlichkeit mit dem erektilen Gewebe des Schwellkörpers hat. Der Blutzufluss zum Penis erfolgt aus den Arterien des Beckens, über die sauerstoffreiches Blut mit hohem Druck den Penis erreicht. Dort verteilen je zwei an der Oberseite und zwei im Innern der Schwellkörper gelegene kleine Arterien das Blut in das erektile Gewebe. Nach einer Erektion fließt das nun sauerstoffarme Blut wieder ab, kleine Venen führen es durch die Tunica albuginea den größeren Venen direkt unter der Penishaut zu, die man insbesondere nach einer Erektion recht gut sehen kann.

## Penisnerven

Der Penis und insbesondere die Eichel sind sehr berührungsempfindlich. Viele Rezeptoren auf engstem Raum erkennen Reize wie Berührung, Vibration, Schmerz und Temperatur. Die größte Dichte der Rezeptoren findet sich am Kranz und an der Unterseite der Eichel rings um das Vorhautbändchen. Die Regionen um die Eichel werden beim Oralsex besonders intensiv durch die Lippen der Partnerin oder des Partners stimuliert, ein Grund warum Oralsex bei Männern so gut ankommt. Die Stimulation der Rezeptoren wird über feine Nervenfasern zu einem Nervenstrang am Penisrücken und weiter zum unteren Rückenmark, dem sogenannten Sakralmark, geleitet. Einige der ankommenden Nervenimpulse werden bereits hier verarbeitet und lösen bestimmte Reflexe aus, die dann – von uns bewusst nicht steuerbar – automatisch ablaufen. Ein gutes Beispiel für einen solchen Mechanismus ist der sogenannte Bulbocavernosus-Reflex, den jeder Mann bei sich selbst leicht auslösen kann. Zwickt man mit zwei Fingern leicht in den Penisrücken, so ziehen sich blitzschnell die Muskeln des Damms zusammen. Das kann man nach ein wenig Übung selbst spüren lernen oder aber an einem Muskel ertasten. Am besten funktioniert es beim Schwellkörper- oder Bulbocavernosus-Muskel, der sich unterhalb des Hodensacks befindet und die Aufgabe hat, die Harnröhre während des Orgasmus zusammenzupressen. Probieren Sie einmal, den Reflex bei sich selbst auszulösen, Sie werden sehen, es ist sehr leicht.

Neben den oben erwähnten Nervenimpulsen, die im Rückenmark enden, gelangen andere Impulse ins Gehirn und werden dort verarbeitet. Diese Empfindungen nehmen wir bewusst war. Das Gehirn generiert eine Antwort auf diese Informationen, die jedoch erst durch unseren Willen abgesegnet werden muss, bevor sie in Gang gesetzt wird. So können wir wenigstens zum Teil mitbestimmen, was unser Körper so mit uns treibt. Neben diesen rein sensiblen Nerven steuern noch zwei weitere Nervensysteme die Funktionen des Penis: das sympathische und das parasympathische Nervensystem. Beide zusammen bilden das sogenannte vegetative Nervensystem, das alle Körperfunktionen kontrolliert, die wir nicht willkürlich beeinflussen können. Dabei denke man an den Herzschlag und die Atmung, die ja auch im Schlaf reibungslos weiterfunktionieren sollen. Sympathische Nervenfasern zum Penis entspringen aus dem mittleren Rückenmark, insbesondere aus dem Bereich, wo das Rückenmark von der Brust- in die Lendenwirbelsäule übergeht. Parasympathische Nerven ziehen aus dem unteren Rückenmark oder Sakralmark zum Penis. Diese Nerven werden Nervi erigentes genannt, da sie unmittelbar eine Erektion auslösen können.

## Erektion

Aristoteles nahm an, dass drei Nervenbahnen Geist und Energie in den Penis tragen und eine Erektion durch einen Einstrom von Luft erzeugen. Diese Vorstellung hielt sich über zwei Jahrtausende, bis sie Leonardo da Vinci über den Haufen warf, nachdem er im Penis eines aufgehängten Tagediebs eine große Menge Blut gefunden hatte. Die Originalaufzeichnungen dieser Beobachtung wurden übrigens bis zum Anfang des 20. Jahrhunderts durch die römische Kirche unter Verschluss gehalten.

### Nächtliche Erektion

Man unterscheidet zum einen nächtliche Erektionen während des Schlafes und zum anderen durch eine sexuelle Stimulation ausgelöste Erektionen. Nächtliche Erektionen werden bereits im Kindesalter beobachtet und kommen später bei Männern jeglichen Alters vor. In jeder Nacht träumen wir; diese Traumschlafphasen werden auch REM (Rapid-Eye-Movement)-Phasen genannt. Man hat herausgefunden, dass 80 % der nächtlichen Erektionen in diesen REM-Schlafphasen entstehen. Nervenimpulse aus dem Hirnstamm und dem Gehirn selbst bewirken eine Erektion während der REM-Phase, vermutlich, um eine reichliche Sauerstoffversorgung des empfindlichen Schwellkörpergewebes mehrfach in der Nacht sicherzustellen.

Im Durchschnitt sind es drei bis fünf Erektionsphasen pro Nacht, und die Erektion hält dann jeweils 10–60 Minuten an. Die Dauer der nächtlichen Erektionen hängt vom Alter ab, in der Pubertät werden rund 20 % des Schlafes mit einer Erektion verbracht und eine Erektionsphase dauert im Durchschnitt 38 Minuten; bei erwachsenen Männern ist die durchschnittliche Dauer mit 27 Minuten etwas kürzer. Insbesondere bei der Suche nach der Ursache einer Erektionsstörung sind die nächtlichen Erektionen wichtig, deshalb wurden verschiedene Methoden entwickelt, mit denen man die nächtlichen Erektionen untersuchen kann.

Die einfachste Methode, den Briefmarkentest, kann jeder selbst ausprobieren. Aus einer Reihe von Briefmarken oder besser dem Rand eines Briefmarkenblocks formen Sie einen Ring, der abends um den Penis gelegt wird. Er sollte locker sitzen und etwa 1–2 mm Luft haben. Kommt es nun während der Nacht zu einer Erektion, nimmt der Penisumfang zu und zerreißt den Ring an einer der Perforationen. Die Methode funktioniert zwar, ist aber nicht sehr aussagekräftig; man kann lediglich eine Erektion pro Nacht nachweisen, ohne Informationen über den Grad der Steifigkeit und die Anzahl und Dauer der Erektionen zu erhalten.

Aus diesem Grund hat man ein Gerät entwickelt, das genau das registriert. Es besteht aus zwei Ringen, die mit einem Messgerät verbunden sind. Je ein Ring wird am Abend an der Penisbasis und an der Penisspitze angebracht, und das Aufzeichnungsgerät wird mit einem Gurt am Oberschenkel befestigt, damit es in der Nacht nicht stört. Während der nächtlichen Erektionen dehnen sich die Ringe aus, und dies zeichnet das Gerät kontinuierlich auf. Am nächsten Morgen können die Daten dann ausgewertet werden, das Anschwellen (Tumeszenz) und die erreichte Steifigkeit (Rigidität) sowie die Dauer der nächtlichen Erektionen zeigen nun ein detailliertes Bild des nächtlichen Geschehens unter der Bettdecke. Meist ist es sinnvoll, diesen Test ein- oder zweimal zu wiederholen; die Ringe am Penis und das Gerät am Bein sind schon etwas gewöhnungsbedürftig, sie können den Schlaf in der ersten Nacht und damit die REM-Phasen stören und die Werte verfälschen.

## Morgendliche Erektion

Bleibt noch die allmorgendliche Erektion zu klären. Insbesondere wenn man verschlafen und es eilig hat, kann eine solche ungewollte Erektion beim Aufstehen hinderlich sein. In einem Ratgeberheft für die pubertierenden Jahrgänge habe ich gelesen, dass eine Erektion am Morgen nicht zwangläufig bedeutet, dass der junge Mann Lust auf Sex hat. Wohl wahr, denn die auch als „Morgenlatte" bekannte Erektion kurz nach dem Aufwachen hat in der Tat nichts mit einer sexuellen Erregung zu tun.

Leider hat sich auf wissenschaftlicher Seite bisher niemand so recht für das Phänomen interessiert, sodass es zwar einige mögliche Theorien, aber keinerlei schlüssige Erklärungen für die morgendliche Erektion gibt. Die einen spekulierten über eine am Morgen gut gefüllte Blase, die angeblich auf die Erektionsnerven drückt, andere führen die morgendliche Produktion des Geschlechtshormons Testosteron ins Feld, und wieder andere verweisen auf das vegetative Nervensystem, dessen erektionsfördernder, parasympathischer Anteil am Morgen überwiegt. Offen gestanden weiß es niemand genau; trotz ausgiebiger Recherche lässt sich in der Fachliteratur keine wirklich überzeugende Erklärung für die „Morgenlatte" finden.

## Erektion durch sexuelle Stimulation

Eine durch sexuelle Stimulation hervorgerufene Erektion kann entweder im Gehirn oder durch eine Stimulation der erogenen Zonen des Körpers, insbesondere der Genitalregion, ausgelöst werden. Man spricht im ersten Fall von einer psychogenen und im zweiten Fall von einer reflexartigen Erektion. In der Praxis lassen sich beide Formen meist nicht auseinanderhalten, da ein Liebesspiel mit allen Sinnen schließlich beide Mechanismen anspricht.

Der Einfachheit halber wollen wir beide Mechanismen zunächst getrennt betrachten. Eine Information, die Sie durch Ihre Augen, Ihre Nase oder Ihre Ohren wahrnehmen, wird von Ihrem Gehirn als sexuell gefärbte Nachricht interpretiert und kann eine im Gehirn generierte sexuelle Erregung und Erektion auslösen. Das passiert, wenn Sie eine entsprechende Filmszene sehen, eine erotische Stimme am Telefon hören oder einen sinnlichen Duft wahrnehmen. Eigentlich braucht es nicht einmal einen äußeren Reiz, selbst die Vorstellung einer erotischen Szene oder die Erinnerung an eine heiße Nacht reichen aus, um entsprechende Zentren im Gehirn zu aktivieren, ein Gefühl der Erregung und, falls es die Umstände erlauben, eine Erektion auszulösen.

Gehirnareale, die das Gefühl einer sexuellen Erregung und eine Erektion erzeugen können, waren bis vor 10 Jahren weitgehend unbekannt; erst moderne Verfahren wie die Positronen-Emissions-Tomographie (PET) oder die funktionelle Magnetresonanz-Tomographie (fMRT) ermöglichten es, diese Areale im Gehirn Schritt für Schritt zu identifizieren. Wie muss man sich solche Experimente vorstellen? Meist liegt die Versuchsperson mit dem Kopf in einer Röhre, in die ein Scanner eingebaut ist. Dieser Scanner kann eine gesteigerte Aktivität in gerade beanspruchten Teilen des Gehirns registrieren.

Wenn man den Probanden nun zum Beispiel über eine Videobrille Filmsequenzen verschiedenen Inhalts präsentiert, kann man das entsprechend aktivierte Areal isolieren. In ersten Untersuchungen hat man jeweils drei verschiedene Videoclips verwendet, einen emotional neutralen, entspannenden Spot, zum Beispiel eine Landschaft oder das Meer, eine Sportsequenz und eine eindeutig erotische Szene, die einen vaginalen Geschlechtsverkehr zeigt. Durch diese Untersuchungen konnte man zum ersten Mal die Teile des Gehirns zeigen, die einen erotischen Reiz registrieren, ihn verarbeiten und mit einer Reaktion darauf antworten. Die Areale der sexuellen Erregung liegen recht weit verstreut, es sind in der rechten Hälfte des Gehirns der untere Teil der Stirnrinde und der Insellappen, in der linken Hälfte die Gürtelwindung (Gyrus cinguli).

Während diese Zentren für sexuelle Erregung mehr in der Hirnrinde liegen, wird die Erektion selbst von Teilen des Hippocampus (Ammonshorn) und des Hypothalamus im Zwischenhirn gesteuert. Wie läuft nun die sexuelle Aktivierung unseres Gehirns ab? Strömt ein erotischer Reiz auf uns ein, wird er mit dem entsprechenden Sinnesorgan registriert und im Gehirn analysiert und beantwortet. Das Erektionszentrum im Hypothalamus aktiviert weitere Erektionszentren im Rückenmark, die dann über Nerven des sympathischen Nervensystems aus dem Rückenmark der Brust- und Lendenwirbelsäule und des parasympathischen Nervensystems aus dem Sakralmark die Erektion des Penis auslösen können. Obwohl unsere Umwelt voller erotischer Reize ist, laufen wir nicht ständig mit einer Erektion herum. Wir sind nämlich im Gegensatz zu Tieren durchaus in der Lage, diese Vorgänge zumindest teilweise willentlich zu beeinflussen. Ein Strandbad ist zum Beispiel nicht der ideale Ort für eine Erektion, insbesondere dann nicht, wenn man nur mit einer Badehose bekleidet ist. Ist also die Situation nicht geeignet, können wir im Prinzip aktiv das Entstehen einer Erektion unterdrücken. Dass dies nicht in allen Fällen gelingt, weiß jeder Mann aus eigener Erfahrung.

Eine Erektion kann aber auch durch eine direkte Stimulation des äußeren Genitales, insbesondere des Penis, ausgelöst werden, das ist eine sogenannte Reflexerektion. Dabei werden Nervenendigungen in der Penishaut stimuliert, und die Erregung wird über feine sensible Nerven zum Rückenmark übertragen. Dort wird ein Teil der Impulse weiter ins Gehirn geleitet; diese Impulse werden bewusst wahrgenommen und erzeugen ein angenehmes Gefühl. Der andere Teil aktiviert das parasympathische Erektionszentrum im unteren Rückenmark. Wird das Erektionszentrum aktiviert, sendet es nun seinerseits Impulse zurück zum Penis, die in den Erektionsnerven (Nervi erigentes) zum Penis übertragen werden und dort eine Erektion auslösen können.

## Wie funktioniert eine Erektion?

Ist der Penis schlaff, fließt nur so viel Blut hinein und wieder hinaus, wie nötig ist, um eine ausreichende Versorgung mit Sauerstoff und Nährstoffen sicherzustellen. Eine sexuelle Stimulation löst nun eine Kette von Ereignissen aus, an deren Ende die Erektion des Penis steht. Dabei spielt es keine Rolle, ob die Stimulation eine Erregung im Gehirn oder im Rückenmark auslöst. Die Erektionsnerven verbinden das Erektionszentrum im Rückenmark mit den Schwellkörpern im Penis und schütten nach einer Stimulation eine Reihe von Botenstoffen aus. Diese sogenannten Neurotransmitter entspannen nun die Muskelzellen in den zuführenden Blutgefäßen, und es fließt mehr Blut in den Penis. Das einströmende Blut füllt die Hohlräume im erektilen Gewebe der Schwellkörper. Hierbei gerät das Blut in eine Art Falle, denn je mehr sich die Schwellkörper füllen, desto weniger Blut kann aus ihnen abfließen. Das liegt an der Konstruktion des Abflusssystems. Die Gefäße, in denen das Blut abfließt, liegen nämlich zwischen den Schwellkörpern und der festen Hülle um sie herum, der Tunica albuginea. Diese kann sich nur wenig ausdehnen, sodass die Abflussadern zwischen den sich ausdehnenden Schwellkörpern und der robusten Außenhülle abgedrückt werden. Daraus resultiert, dass wesentlich mehr Blut in den Penis fließt als heraus und dass der Druck in den Schwellkörpern erheblich ansteigt, auf etwa 100 mm Hg. Der Penis richtet sich auf und nimmt an Länge und Umfang zu; diesen Vorgang nennt man Tumeszenz oder Schwellung. Durch eine Kontraktion der zwei seitlich am Penis ansetzenden Ischiocavernosus-Muskeln steigt der Druck im Schwellkörper noch weiter an, bis auf einige hundert mm Hg, und der Penis erreicht seine volle Steifigkeit. Eine Erektion ist also eine Kombination aus Schwellung und Steifigkeit. Beide Komponenten müssen in gewissem Maße vorhanden sein, um eine adäquate Erektion zu erzielen.

Für einen Geschlechtsverkehr jedoch besonders wichtig ist die Rigidität, also der Grad der Steifigkeit des Penis. Drückt man mit der flachen Hand auf den Kopf des erigierten Penis in Richtung der Penisbasis, so muss man eine gewisse Kraft aufwenden oder ein gewisses Gewicht auflegen, um den Penis durchzubiegen. Eine normale und vollständige Erektion zu Beispiel widersteht einer Gewichtskraft von 1500 g und mehr. Um überhaupt das Eindringen in die Vagina der Partnerin zu erreichen, ist eine gewisse Steifigkeit notwendig, und die sollte eine Kraft von 1000 g nicht unterschreiten. Widersteht die Erektion gar nur einer Kraft von 500 g und weniger, ist es eher unwahrscheinlich, dass es damit gelingt, in die Partnerin oder den Partner einzudringen.

Ausdrücklich warnen möchte ich an dieser Stelle vor jedweden Messungen oder Selbstversuchen zur eigenen Erektionsstärke; ernsthafte Verletzungen können die Folge sein. Wenn Sie es nicht glauben wollen, lesen Sie bitte das Kapitel über den Penisbruch.

## Nach dem Orgasmus

Nach dem Orgasmus und der Ejakulation lassen Schwellung und Steifigkeit des Penis nach, man spricht von der Detumeszenz. Das Wiedererschlaffen des Penis wird durch eine Drosselung des Blutflusses eingeleitet und setzt sich dann mit einer Kontraktion von Muskelzellen im erektilen Gewebe fort. Die Hohlräume in den Schwellkörpern werden langsam entleert. Die zwischen den gefüllten Schwellkörpern und der festen Hülle abgeklemmten Abflussgefäße entspannen sich und können das Blut nun aus dem Penis abtransportieren. Dies geschieht zunächst recht langsam, je besser das Blut aber mit der Zeit abfließt, desto schneller verschwindet schließlich die Erektion.

## Refraktärzeit

Auch wenn nach dem Orgasmus und dem Erschlaffen des Penis die sexuelle Stimulation anhält, ist in der Regel für eine gewisse Zeit keine erneute Erektion möglich. Diese Periode wird auch als Refraktär(= Unempfindlichkeits-)zeit bezeichnet, das heißt, während dieser Zeitspanne ist der Penis unempfindlich für eine weitere sexuelle Stimulation. Wissenschaftler haben bei gesunden Freiwilligen das Berührungsempfinden der Eichel nach einer Ejakulation untersucht und herausgefunden, dass die Reizschwelle für die Wahrnehmung einer Berührung deutlich höher war als vor der Ejakulation, also für ein paar Minuten eine Art leichte lokale Betäubung der Eichel vorlag. Die Dauer dieser Unempfindlichkeitszeit ist sehr unterschiedlich, sowohl beim gleichen Mann an unterschiedlichen Tagen als auch beim Vergleich verschiedener Männer, bei denen man die Zeit in Studien gemessen hat.

Nur einige wenige Studien haben die Dauer der Refraktärzeit gemessen. In einer italienischen Untersuchung lag sie bei Männern im Alter zwischen Mitte 20 und Mitte 30 durchschnittlich bei knapp 11 Minuten, wobei die Werte bei einzelnen Probanden zwischen 4 und 15 Minuten schwankten. Sicher hingegen ist, dass die Refraktärzeit mit dem Alter zunimmt, das heißt: Die Zeitspanne bis zu einer nächsten möglichen Erektion verlängert sich, je älter man wird.

Die Refraktärzeit ist auch der Grund, warum Männern im Gegensatz zu Frauen das Gefühl, multiple Orgasmen hintereinander erleben zu dürfen, verwehrt zu sein scheint. Im Prinzip trifft das auch zu, allerdings gibt es immer wieder Berichte von Männern, die ebensolche Mehrfachorgasmen erlebt haben wollen. Einige berichten, dass ein Orgasmus ohne Ejakulation vor oder nach einem Orgasmus mit Ejakulation auftreten kann, andere wiederum beschreiben sogar Serien von Orgasmen. Bei einigen Männern scheint das seit ihrer Jugend möglich zu sein, andere berichteten, diese Fähigkeit erst im Alter entwickelt zu haben, und wieder andere nahmen für sich in Anspruch, multiple Orgasmen erlernt bzw. durch Übung antrainiert zu haben. Nun ja, all diese Berichte sollten nicht überbewertet werden, sie beruhen allesamt auf subjektiven Erfahrungsberichten.

Erst vor Kurzem konnte man herausfinden, dass die Ausschüttung des Hormons Prolaktin beim Orgasmus für die Refraktärzeit verantwortlich ist. Fehlt hingegen der orgasmusinduzierte Prolaktin-Stoß, erscheinen auch multiple Orgasmen bei Männern möglich.

## Erektionsstörungen

Ein sympathischer, gut aussehender und sportlicher Mann in den Sechzigern lächelt von einer riesigen Plakatwand. Irgendwie kommt er einem bekannt vor. Unten steht dann, es ist Pelé, der Fußball-Weltstar. Der Werbetexter lässt uns wissen, dass Pelé einen Arzt aufsuchen würde, wenn er ein Erektionsproblem hätte. Aha, der rettende Konjunktiv mit würde und hätte – eigentlich ist man geneigt zu denken, Männer wie Pelé haben doch keine Impotenz …

Der griechische Arzt Hippokrates war der Erste, der Störungen der Erektion erkannte und beschrieb. Reiche Einwohner der antiken Stadt Scythia klagten seinerzeit besonders häufig über Erektionsstörungen. Hippokrates führte die Störung auf häufiges Reiten zu Pferde zurück, da arme Männer nicht betroffen waren, die gingen ja zu Fuß.

### Erektionsstörungen sind weit verbreitet

Erektionsstörungen sind ein häufiges Problem, die Zahl der betroffenen Männer nimmt mit dem Alter zu. Schon der *Kinsey-Report* vor mehr als 50 Jahren berichtete, dass nur einer von 50 Männern im Alter von 40 Jahren unter einer Erektionsschwäche litt, im Alter von 65 Jahren jedoch bereits einer von vier Männern. Der National Health and Social Life Survey aus dem Jahre 1992 befragte 1410 amerikanische Männer zwischen 18 und 60 und konnte die Häufigkeit von Erektionsproblemen bei jungen und älteren Männern noch einmal präzisieren. Es zeigte sich, dass eine Erektionsschwäche nicht nur ein Problem des älteren Mannes ist; immerhin 7 % der 18- bis 29-Jährigen und 9 % der 30- bis 39-Jährigen waren betroffen. Unter den 40- bis 49-Jährigen erhöht sich der Anteil nur leicht auf 11 %, aber in den Fünfzigern bemerken mit 18 % schon doppelt so viele Männer eine Erektionsschwäche wie in den Dreißigern. Dänische Wissenschaftler fanden heraus, dass rund 40 % der Männer in den Fünfzigern unter einer gewissen sexuellen Funktionsstörung litten – interessanterweise hielten nur 7 % diese Probleme für unnormal für ihr Alter und nur 5 % dachten darüber nach, deswegen einen Arzt aufzusuchen. In einer französischen Untersuchung fand man, dass 11 % der 18- bis 24-Jährigen Erektionsschwierigkeiten hatten, in einer Vergleichsgruppe 60- bis 69-Jähriger waren es 27 %. Unter 707 australischen Männern zwischen 40 und 69 waren mit 240 immerhin rund ein Drittel von einer gelegentlichen oder häufigen Erektionsschwäche betroffen, rund 12 % gaben sogar eine komplette Unfähigkeit zur Erektion an. Wiederum erstaunlich ist die Tatsache, dass insgesamt nur 11,6 % der Männer mit einer Erektionsschwierigkeit einen Arzt aufsuchten und behandelt wurden.

## Ursachen

Nun wissen wir, dass es einen erheblichen Teil der Männer treffen und dass ein Problem mit der Erektion in jedem Alter auftreten kann. Wenden wir uns den Ursachen zu. Noch vor 30 Jahren wurden psychische Ursachen in 90 % der Fälle für eine Erektionsschwäche verantwortlich gemacht, insbesondere die Amerikaner Masters und Johnson, die Pioniere der Sexualforschung, vertraten diese Ansicht. Mittlerweile ist diese Meinung in wichtigen Punkten widerlegt, zum Glück, denn das leichtfertige Abstempeln eines ernsthaften organischen Problems als psychisch bedingt erscheint allzu einfach.

In der Tat gibt es eine rein psychisch bedingte Erektionsschwäche, aber das sind weniger als 10 % aller betroffenen Männer. Interessant ist, wie man sich so eine psychische Erektionsstörung vorstellt. Das Erektionszentrum im Rückenmark wird von weiter oben im Gehirn gelegenen Zentren gesteuert. Nun gibt es aktivierende Areale, die zum Beispiel beim

Betrachten eines bauchfreien T-Shirts eine Erektion auslösen können, und hemmende Zentren, die dies unterdrücken, wenn man das erste Mal mit der T-Shirt-Trägerin tanzen möchte und eine Erektion gerade unpraktisch ist. Die Gesamtfunktion des Systems ist nun von einer fein austarierten Balance aktivierender und hemmender Impulse abhängig. Ist dieses Gleichgewicht gestört und überwiegt der hemmende Einfluss des Gehirns auf das Erektionszentrum im Rückenmark, kann es zu einer Störung der Erektionsfähigkeit kommen.

Aber auch Stress ist im Zusammenhang mit einer psychischen Störung von erheblicher Bedeutung. Eine Daueranspannung des sympathischen Nervensystems zum einen und erhöhte Spiegel der Stresshormone Adrenalin und Noradrenalin zum anderen sind Gift für die Erektionsfähigkeit. Bei Männern mit einer psychogenen Erektionsschwäche fand man viel höhere Mengen von Noradrenalin im Blut als bei Männern mit normaler Erektion. Ein hoher Stresshormon-Spiegel führt zu einer Verengung der Blutgefäße, die den Penis versorgen, und im Penis selbst zu einer Anspannung des Schwellkörpergewebes. Das nun verhindert, dass sich die Blutgefäße und das erektile Gewebe in den Schwellkörpern entspannen und damit einen Bluteinstrom in den Penis und eine Erektion zulassen. Eine Reduktion von Alltagsstress, ein Urlaub oder eine bewusste Entspannungstherapie kann folglich sehr gut helfen.

Grundsätzlich gilt aber eine Erektionsstörung erst dann als psychisch bedingt, wenn in den beteiligten Organen sämtliche anderen Ursachen ausgeschlossen wurden. Derer gibt es viele, denn der komplizierte Mechanismus einer Erektion kann im Prinzip überall gestört sein, in den zuführenden und ableitenden Blutgefäßen, in den Nerven oder in der hormonalen Steuerung.

Da wären die Nerven, welche Informationen vom Gehirn über das Rückenmark und die beiden Erektionsnerven zum Penis und von dort wieder zurück leiten. Auf jeder dieser Ebenen kann die Erektion durch eine Erkrankung gestört sein, im Gehirn beispielsweise durch einen Schlaganfall, eine Epilepsie oder eine Parkinson-Erkrankung und im Rückenmark durch eine Querschnittlähmung oder einen Bandscheibenvorfall. Die Nervenstränge vom Rückenmark zum Penis (die Erektionsnerven) können bei Operationen der Prostata in Mitleidenschaft gezogen werden, da sie in unmittelbarer Nachbarschaft zur Prostata liegen (siehe S. 149). Auch eine über lange Jahre bestehende Zuckerkrankheit kann die Erektionsnerven schädigen und zu einer Erektionsschwäche führen.

Eine funktionierende hormonelle Steuerung ist enorm wichtig für die Erektionsfähigkeit. Das von den Hoden nach einer tageszeitlichen Rhythmik produzierte Hormon Testosteron erreicht in den frühen Morgenstunden und am späten Nachmittag bis frühen Abend höhere Blutspiegel. Testosteron hat erheblichen Einfluss auf die sexuelle Aktivität der Männer, es verstärkt ihr sexuelles Interesse und erhöht die Häufigkeit sexueller Kontakte und nächtlicher Erektionen. Daher ist es nicht weiter verwunderlich, dass Männer mit einem zu niedrigen Testosteronspiegel keine Lust auf Sex haben und dass ihre nächtliche und sexuell getriggerte Erektionsfähigkeit gestört ist.

Bei einem Testosteronmangel kann das Hormon von außen zugeführt werden. Dies resultiert zwar in einer Zunahme der Libido, doch nur selten in einer durchgreifenden Verbesserung einer angeschlagenen Potenz. Dennoch ist eine Hormontherapie für 2–3 Monate bei erwiesenermaßen zu niedrigem Hormonspiegel einen Versuch wert. Das Hormon kann durch Injektion in einen Muskel, durch Einnahme als Kapsel oder über die Haut zugeführt werden. Dabei wird seine Konzentration im Blut in den normalen Bereich angehoben, allerdings gehen die normalen tageszeitlichen Schwankungen der Testosteronwerte dabei mehr oder weniger verloren.

Zweifellos ist die Testosterongabe über die Haut die attraktivste Variante der Hormonzufuhr; die Abgabe des Hormons erfolgt durch ein Pflaster oder ein Gel. Das Pflaster wird je nach Produkt direkt auf die Haut des Hodensacks (das ist recht unbequem und erfordert eine Rasur) oder auf den Oberarm, den Oberschenkel oder den Rücken geklebt und gibt dann das Testosteron über einen Zeitraum von 1–2 Tagen ab. Testosterongel wird einmal am Tag auf Schultern und Oberarmen verteilt und dann von der Haut aufgenommen. Die Haut dient als Reservoir für das aufgenommene Hormon und gibt dieses im Laufe des Tages langsam in den Blutkreislauf ab. Vorsicht aber beim Kuscheln nach der Einreibung: Das Hormon kann auch über die Haut der Partnerin aufgenommen werden!

Nach einer längeren Zeit mit zu niedrigem Testosteronspiegel genießen viele Männer das durch eine Testosteronsubstitution gesteigerte Wohlbefinden, die wiedergewonnene Libido und einen gewissen Drive im Alltag. Bis vor einigen Jahren vermutete man, dass eine Testosterongabe das Ausbrechen eines Prostatatumors fördern könne, doch nach umfangreichen Untersuchungen konnte Entwarnung gegeben werden. Unbedingt vermeiden sollte man eine Testosterongabe bei einem bereits bestehenden Prostatatumor, denn dieser könnte durch das Hormon zum Wachstum angeregt werden. In jedem Falle sollten Sie, liebe Leser, eine Testosterontherapie nur unter der Kontrolle eines Arztes beginnen, denn es gibt eine Reihe von Anwendungsbeschränkungen, die unbedingt beachtet werden müssen.

## Erektionsstörungen und Sport

Da eine Erektion nun mal mit einer gewissen Blutfülle im Penis einhergeht, kann eine Störung der zu- und abführenden Blutgefäße ebenfalls zu Problemen der Erektionsfähigkeit führen. Vor einigen Jahren hat man einmal aktive Radrennfahrer und Schwimmer in Köln nach ihrer Erektionsfähigkeit befragt und erstaunlicherweise festgestellt, dass 4 % der Radrennfahrer an einer Erektionsschwäche litten, jedoch nur 2 % der Schwimmer.

Viele von Ihnen werden es kennen: Häufiges und vor allem langes Sitzen auf einem Fahrradsattel kann zu einem Taubheitsgefühl in Penis und Hodensack führen. In der erwähnten Studie beklagten 83 % der Männer nach einer Stunde Radfahren eine genitale Gefühlsstörung. Je mehr Stunden man pro Woche auf dem Rad verbringt, desto größer ist die Gefahr, das beschriebene Taubheitsgefühl und später möglicherweise eine Erektionsstörung zu bekommen.

Daraufhin wurden verschiedene Satteltypen getestet und der Blutfluss in einer Penisarterie mit einem speziellen Ultraschallverfahren jeweils im Stehen und auf dem Fahrradsattel sitzend gemessen. Hierbei fand man heraus, dass der Blutfluss in den Schwellkörperarterien beim Sitzen auf dem Sattel um 36 % abnahm. Sitzt man hingegen auf einem breiten, bequemen Sattel, ist der Blutfluss nicht so stark beeinträchtigt. Ebenso normalisiert sich die Durchblutung des Penis wieder, sobald man aus dem Sattel geht und eine Minute im Stehen fährt. Als Fazit kann man sagen, dass ein geeigneter Sattel, dessen Spitze ein wenig nach unten geneigt ist, und ein gelegentlicher Zwischensprint im Stehen die Gefahr einer Potenzschädigung beim Radfahren minimieren.

Das Beispiel Radfahren illustriert sehr schön, wie wichtig intakte Blutgefäße für eine funktionierende Erektion sind, und entsprechend können sich Erkrankungen der Blutgefäße negativ auf die Erektionsfähigkeit auswirken. Sind die zuführenden Blutgefäße betroffen, ist also der Blutfluss zum Penis vermindert, dauert es zum einen länger bis zu einer vollständigen Erektion und zum anderen ist die erreichte Steifigkeit eingeschränkt.

## Erektionsstörungen und Arteriosklerose

Bei jüngeren Männern können nach einem Unfall am Becken und insbesondere am Damm (zum Beispiel nach einem Sturz über den Fahrradlenker oder direkt auf den Damm) die Penisarterien eingeengt sein, sodass die Blutzufuhr und damit die Erektionsfähigkeit eingeschränkt sind. In den meisten Fällen jedoch ist es eine beginnende Verkalkung der Blutgefäße (eine Arteriosklerose), die neben den Arterien im Herzen, zum Kopf und zu den Beinen auch die Arterien zum Penis betreffen kann. Die bekannten Risikofaktoren Bluthochdruck, erhöhte Blutfettwerte, Rauchen und eine Diabeteserkrankung gelten auch für die Arteriosklerose der Penisarterien, die in der Regel umso schwerer ist, je mehr Risiken vorliegen. Eine Arteriosklerose entsteht schleichend, das heißt der Betroffene bemerkt das Problem erst sehr spät und mitunter zu spät – bei einem Herzinfarkt.

Eine neu aufgetretene Erektionsstörung kann ein erster Hinweis auf eine beginnende Arteriosklerose sein, und der Gang zum Urologen wegen einer Erektionsschwäche hat schon manche Erkrankung der Herzkranzgefäße zutage gefördert. Also: Wenn Sie einen oder mehrere der Risikofaktoren für eine Arteriosklerose tragen und ein Nachlassen der Erektionsfähigkeit bemerken, möchte ich Ihnen dringend ans Herz legen, einen Arzt aufzusuchen, der Sie einmal gründlich durchcheckt und sich um eine Untersuchung des Herzen bemüht. Wenn alles in Ordnung ist, kennt Ihr Hausarzt sicher einen Urologen, der sich dann um die Erektion kümmert.

Neben einer verminderten Blutzufuhr kann auch ein verstärkter Blutabfluss aus dem Penis eine Erektionsstörung verursachen. Während einer Erektion werden die ableitenden Blutgefäße über einen komplizierten

Mechanismus abgeklemmt und das Blut in den Schwellkörpern eingeschlossen. Ist der Abklemm-Mechanismus defekt, fließt das Blut wieder aus den Schwellkörpern ab, ohne dass eine Erektion zustande kommt. Schuld daran können eine angeborene Bindegewebsschwäche oder eine Fehlregulation der Muskelzellen in den ableitenden Blutgefäßen sein.

## Erektionsstörungen und Medikamente

Medikamente zur Behandlung eines zu hohen Blutdrucks oder einer Schlafstörung können ebenfalls die Erektionsfähigkeit beeinträchtigen. Die recht verbreiteten Betablocker zum Beispiel führen des Öfteren zu einer gewissen Müdigkeit, einer Schlafstörung in der Nacht und einer depressiven Verstimmung. Solche Nebenwirkungen sind natürlich nicht besonders förderlich für eine Erektion. Medikamente gegen eine Schlafstörung oder eine Depression können sowohl die Libido als auch die Erektion beeinträchtigen. Das Gleiche gilt für manche Diuretika, die bei zu hohem Blutdruck zur vermehrten Ausscheidung von Flüssigkeit eingesetzt werden.

Sollten Sie, liebe Leser, also bemerken, dass mit der Einnahme eines neuen Medikaments die Erektion nachlässt, fragen Sie Ihren Arzt, in gewissen Fällen gibt es ein Alternativmedikament ohne die unerwünschte Störung der Erektionsfähigkeit.

## Rauchen, Alkohol und Cannabis

Rauchen führt zu einer Verengung der Blutgefäße und des Schwellkörpergewebes; beides wirkt sich negativ auf die Erektionsfähigkeit aus. Bei Rauchern hat man festgestellt, dass die Stärke und Dauer der nächtlichen Erektionen abnimmt und dass dies von der Zahl der gerauchten Zigaretten abhängig ist. Männer mit mehr als 40 Zigaretten pro Tag hatten die schwächsten und kürzesten Erektionen in der Nacht. Obwohl dies ein scheinbar glasklarer Zusammenhang ist, sollte man einschränkend bedenken, dass sich nächtliche Erektionen nicht direkt mit denen, die sexuell ausgelöst werden, vergleichen lassen und dass die Ergebnisse vorsichtig interpretiert werden sollten.

Mit dem Alkohol verhält es sich folgendermaßen: Eine gewisse Diskrepanz zwischen dem Wunsch nach Sex und der, sagen wir, Vollzugsfähigkeit hat bereits William Shakespeare 1623 in *Macbeth* beklagt, als er den Pagen zu MacDuff sagen lässt: „It provokes and unprovokes: it provokes the desire but it takes away the performance." In geringen Mengen erweitert Alkohol die Blutgefäße und kann durchaus eine Erektion unterstützen. Darüber hinaus verstärkt ein leichter Rausch die sexuelle Energie und unterdrückt bestehende Hemmungen und Ängste, was mitunter zum Leichtsinn verleitet. Ein schwerer Rausch jedoch macht müde, und meist ist dann auch die Erektions- und Vollzugsfähigkeit erheblich eingeschränkt oder sogar vorübergehend ausgeschaltet. Die Testosteronwerte im Blut sinken kurzfristig, was die Erektionsfähigkeit noch weiter vermindert.

So individuell verschieden wie die Wirkung von Cannabis auf Körper und Psyche, so verschieden ist sie auch auf das sexuelle Erleben und die Erektionsfähigkeit. Unumstritten scheint, dass Sex nach dem Kiffen mehr Spaß macht; hinsichtlich der Erektion gibt es unterschiedliche Ansichten. Häufiger Konsum über einen langen Zeitraum bewirkt eher das Gegenteil, da sich eine gewisse Antriebslosigkeit, Lustlosigkeit und Fixierung auf die Droge einstellen, die sich nicht gerade positiv auf die Erektionsfähigkeit auswirken. Chronischer Haschischkonsum zu religiösen Zwecken, wie er zum Beispiel in Indien praktiziert wird, führt erwiesenermaßen zu verminderter Libido und nachlassender Erektion bis zur Impotenz. Gelegentlicher Cannabiskonsum verstärkt das sexuelle Erleben, den Wunsch nach Sex und wohl auch die Potenz.

Man hat einmal 60 Männer und 37 Frauen, die regelmäßig Cannabis in moderaten Dosen konsumierten, nach ihrer sexuellen Erlebnisfähigkeit befragt. Insgesamt 75 % der Männer und 90 % der Frauen meinten, dass der Spaß am Sex und auch die Befriedigung mit Cannabis zunehmen, und 68 % der Männer und 40 % der Frauen fanden, dass sich die Intensität des Orgasmusgefühls nach dem Kiffen verstärkt. Wie Cannabis die sexuelle Erlebnisfähigkeit beeinflusst, weiß man nicht so genau, es gibt jedoch gewisse Hinweise, dass Cannabis den Testosteronspiegel beeinflussen kann. Geringe Mengen können den Blutspiegel sehr schnell anheben, hohe Dosen hingegen senken die Werte nach einem kurzfristigen Anstieg unter die Ausgangswerte. Diese Erkenntnisse aus Tierversuchen lassen sich allerdings nur bedingt auf den Menschen übertragen, vielmehr ist wahrscheinlich die intensivere Wahrnehmung aller Sinneseindrücke nach dem Konsum von Cannabis für eine gesteigerte sexuelle Freude verantwortlich.

## Welche Männer leiden an einer Erektionsstörung?

Eine Erhebung der amerikanischen Urologenvereinigung beschrieb den typischen Patienten mit einer Erektionsstörung so: 50 Jahre oder älter mit einem oder gar mehreren Risikofaktoren wie Bluthochdruck, Diabetes mellitus, hohe Blutfettwerte, Rauchen oder Gefäßerkrankung, der durchschnittlich 6 Monate wartet, bis er einen Urologen aufsucht. Jeder fünfte bis jeder dritte Mann in den Fünfzigern bemerkt eine Störung der Erektionsfähigkeit, jedoch nur etwa 10 % dieser Männer gehen schlussendlich zum Arzt und lassen die Erektionsstörung behandeln.

Woran liegt es nun, dass so wenige Männer mit einer Erektionsstörung professionelle Hilfe für ein wesentliches Problem ihrer Gesundheit suchen, das schließlich die Lebensqualität und die Partnerschaft erheblich beeinträchtigt? Ist es Scham oder Unsicherheit oder fehlen ihnen einfach Informationen über das, was beim Urologen passiert?

## Erkennen der Erektionsstörung

Die erste Konsultation bei Ihrem Urologen sollte in einer gewissen Privatsphäre ohne Zeitdruck ablaufen und kann, wenn Sie es wünschen, mit Ihrer Partnerin oder Ihrem Partner zusammen erfolgen. Zuerst wird Sie Ihr Arzt nach Ihrer allgemeinen Gesundheit befragen und dabei besonderen Wert auf die erwähnten Risikofaktoren legen. Ihre allgemeine körperliche Leistungsfähigkeit und Fitness sind ebenso von Interesse wie frühere Erkrankungen, Operationen oder etwaige Unfälle im Beckenbereich. Nehmen Sie bitte eine Liste der von Ihnen regelmäßig eingenommenen Medikamente mit.

Denken Sie vor der Konsultation auch darüber nach, wann die Erektionsstörung begonnen hat, ob es vielleicht auslösende Faktoren gibt und wie schwer Sie selbst und Ihre Partnerin bzw. Ihr Partner das Problem einschätzen. Hat auch der Wunsch nach Sexualität nachgelassen? Haben

Sie ein Nachlassen der morgendlichen Erektionen bemerkt? Diese und weitere Fragen zur Sexualität und Partnerschaft werden Gegenstand des ersten Gesprächs mit Ihrem Urologen sein; hier wird die Basis für ein offenes und vertrauensvolles Verhältnis gelegt, das besonders wichtig für eine wirksame Behandlung der Erektionsstörung sein wird.

## Fragenkatalog nach Weiske

Folgende Fragen sind als kleine Gedankenstütze gedacht, sie geben Ihrem Arzt wichtige Hinweise für das Erkennen und Behandeln der Störung:

» Wie lange besteht die Erektions-/Sexualstörung schon?
» Ist die Erektion unvollständig, wird der Penis nicht hart genug?
» Tritt die Erektion noch vollständig ein, hält aber nicht durch?
» Wann konnten Sie das letzte Mal in die Scheide eindringen?
» Wann war der Geschlechtsverkehr zuletzt für beide Partner zufriedenstellend?
» Wann war der letzte Koitusversuch überhaupt?
» Wann waren Sie zuletzt mit Ihrer Partnerin intim (Petting etc.)?
» Wie häufig haben Sie noch Sex pro Woche/Monat?
» Wie häufig hatten Sie Sex vor Ihrer Erektionsstörung?
» Liegt eine Orgasmus- bzw. Samenerguss-Störung vor?
» Kommt der Samenerguss zu früh, zu spät oder bleibt er aus?
» Liegt eine Störung der Libido (sexuelle Lust) vor?
» Leidet Ihre Partnerin unter der jetzigen Situation oder ist es ihr egal?
» Haben Sie mit Ihrer Partnerin darüber gesprochen, und wenn ja, was meint sie dazu?
» Weiß Ihre Partnerin von dem jetzigen Arztbesuch?
» Hat Ihre Partnerin auch Sexualprobleme?
» Haben Sie mehrere Partnerinnen? Wenn ja, sind die Probleme immer gleich vorhanden oder abhängig von der jeweiligen Person?

Anschließend untersucht Sie Ihr Arzt, insbesondere wird er Penis, Hoden und Prostata abtasten, um mögliche Erkrankungen festzustellen. Blutdruck und Puls werden gemessen, ebenso werden die Pulse an den Beinen ertastet. Ihr Arzt wird dann den bereits beschriebenen Bulbocavernosus-

Reflex (siehe S. 16) auslösen, um die Nervenverbindungen vom Penis zum Rückenmark und zurück zu überprüfen. Ein Test des Vibrationsempfindens des Penis liefert wertvolle Hinweise über die Nervenbahnen, die die Empfindungen vom Penis zum Gehirn übertragen. Alles in allem dauert diese Untersuchung nicht länger als eine Viertelstunde.

Zusätzlich werden in einer Blutuntersuchung die Blutfettwerte bestimmt sowie die Nüchternglukose und das morgendliche Testosteron gemessen. Blutfettwerte und Nüchternglukose dienen zum Ausschluss einer Stoffwechselerkrankung, zum Beispiel einer Zuckerkrankheit. Ein zu tiefer Testosteronwert kann bereits die Ursache des Problems sein und direkt durch ein Hormonpflaster oder Gel behandelt werden.

Um nun die Ursache der Erektionsstörung herauszufinden, hat sich der so genannte Schwellkörpertest in Verbindung mit einer speziellen Ultraschallmethode, der Duplexsonographie, bewährt. Wenn auch etwas aufwendiger, so kann der Urologe mit dieser Untersuchung die Erweiterung des erektilen Gewebes im Schwellkörper, den Blutstrom in den zuführenden Blutgefäßen und den Verschlussmechanismus der Schwellkörper testen. Ein Medikament, das Prostaglandin $E_1$ heißt, wird dabei mit einer winzigen Nadel direkt in den Schwellkörper gespritzt. Das hört sich für Sie vielleicht zunächst abschreckend an, ich kann Ihnen aber versichern, dass die Injektion nur minimal schmerzhaft ist.

Das Medikament bewirkt im Schwellkörper eine Erschlaffung des erektilen Gewebes und durch einen Einstrom von Blut den Aufbau einer Erektion. Während das Blut in den Schwellkörper fließt, wird ein spezieller Sensor auf den Penis gelegt und mit Ultraschall die Geschwindigkeit des Blutstroms gemessen. Strömt es langsamer als 25 cm in der Sekunde, besteht der dringende Verdacht auf eine Störung der zuführenden Blutgefäße (der Penisarterien). Meist sind diese Arterien durch eine innere Verkalkung teilweise verlegt, und das Blut kann daher nur langsam in die Schwellkörper hineinfließen.

Gelangt nur wenig Blut durch die tiefen Schwellkörperarterien, ist dies ein Hinweis, dass auch Herzkranzgefäße von einer Verkalkung betroffen sein können. Selbst wenn Sie noch nie Beschwerden des Herzens hatten, sollte sich dringend ein Kardiologe der Sache annehmen, denn 30–40 % der Männer mit einer Erektionsschwäche haben zusätzlich Verkalkungen der Herzkranzgefäße. Stellt man in der Ultraschallmessung hingegen auch außerhalb der Pumpphase des Herzens einen Blutstrom fest, ist der meist die Folge eines defekten Verschlussmechanismus der Schwellkörper; das eingeströmte Blut fließt vorzeitig wieder ab, ohne dass es zu einer Erektion kommt.

## Behandlung der Erektionsstörung

Aufgrund der im persönlichen Gespräch und in den verschiedenen Untersuchungen gewonnenen Erkenntnisse wird Ihnen Ihr Urologe eine Behandlung vorschlagen. In den allermeisten Fällen wird das ein Medikament aus der Gruppe der Phosphodiesterase-Typ-5-Hemmstoffe sein, das Sie zu Hause mit Ihrer Partnerin/Ihrem Partner oder auch allein ausprobieren können. Das bekannteste Medikament aus dieser Gruppe ist die Substanz Sildenafil, sehr viel besser bekannt unter dem Namen Viagra®. Im Jahr 2004 wurden zwei weitere Substanzen mit einer ähnlichen Wirkung vorgestellt; sie sind mittlerweile zugelassen und auf dem Markt erhältlich.

### Viagra®, das erste Medikament auf dem Markt

Das unter dem Namen Viagra® bekannt gewordene Sildenafil wurde 1998 auf den Markt gebracht und trat einen beispiellosen Siegeszug um die ganze Welt an. Bisher wurden schätzungsweise 20 Millionen Männer mit Viagra® behandelt. Dieses Medikament hat die Behandlung der Erektionsschwäche revolutioniert und die Thematik der sexuellen Funktionsstörungen aus der Tabuzone geholt. Viel ist gesagt und geschrieben worden über Viagra®, nicht alles allerdings war hilfreich und richtig, daher wollen wir uns das Medikament gemeinsam ansehen.

Eigentlich begann alles mit einem Zufall. Man testete Sildenafil an Patienten mit einer Verengung der Herzkranzgefäße. Mit diesem Medikament ging es den Patienten herzenstechnisch leider nicht besser, sodass man sich entschloss, die Studie abzubrechen. Viele der beteiligten Patienten waren darüber nicht sehr glücklich und beschwerten sich. Nähere Nachforschungen zeigten, dass etliche Patienten mit dem Medikament eine Verbesserung der Erektionsfähigkeit bemerkt hatten. Nach dieser Zufallsentdeckung hat man Patienten mit einer Erektionsschwäche mit Sildenafil behandelt, und siehe da, auch sie hatten wieder Erektionen. Die Erwartungen der Erektionsschwäche-Patienten stiegen ebenso wie der Aktienkurs der Pharmafirma Pfizer.

## Aufnahme im Körper und Mechanismus der Wirkung

Die Tablette wird rasch im Magen aufgelöst und in den Blutkreislauf aufgenommen, sodass nach etwa einer Stunde die maximale Konzentration im Blut erreicht ist. Nach einer fettreichen Mahlzeit ist die Aufnahme ins Blut verzögert, und der maximale Wert stellt sich entsprechend später ein. Damit lässt sich der Wirkungseintritt nicht mehr so gut kalkulieren. Die beste Wirkung erzielen Sie, wenn Sie 2 Stunden vor der Einnahme nichts zu sich nehmen. Alkohol in größeren Mengen fördert ohnehin nicht gerade die Erektionsfähigkeit, daher fällt die Wirkung von Sildenafil auch entsprechend geringer aus oder in betrunkenem Zustand fehlt sie sogar gänzlich. Wenn Sie dies beachten, liebe Leser, werfen Sie kein Geld zum Fenster hinaus.

Nach der Aufnahme durch den Darm zirkuliert der Wirkstoff einige Stunden im Blut. Falls Sie sich nun vor den Fernseher setzen und ein Fußballspiel ansehen, wird rein gar nichts passieren, es gibt also nicht automatisch eine Erektion nach der Einnahme. Um diese auszulösen, braucht man auch mit Sildenafil eine sexuelle Stimulation. Erst wenn die Erektionszentren im Gehirn durch erotische Szenen vor dem Auge, sinnliche Gerüche in der Nase oder durch sexuelle Gedanken stimuliert werden oder das Erektionszentrum im unteren Rückenmark durch eine Berührung am Penis aktiviert wird, kann Sildenafil seine Wirkung entfalten. Der Schlüsselmechanismus für die Wirkung von Viagra® ist die Fähigkeit des Wirkstoffs, den Blutstrom in den Penis zu steigern und damit eine Erektion auszulösen oder eine zu schwache Erektion zu verstärken.

Wie funktioniert das nun im Detail? Aus dem Rückenmark werden Impulse über die Erektionsnerven zum Penis gesendet, die dort in den Schwellkörpern ein Molekül freisetzen – das Stickstoffmonoxid mit der chemischen Formel NO. Der Körper verwendet NO fast überall als eine Art Signal- oder Botenstoff, der unter anderem Informationen von Nerven auf Muskeln überträgt und übersetzt. In den Schwellkörpern des Penis dockt NO an den Muskelzellen des erektilen Gewebes an und aktiviert innerhalb der Muskelzellen einen Katalysatorstoff, das cGMP. Dieses regt die Muskelzellen in den Schwellkörpern zur Erschlaffung an und ermöglicht so den Einstrom von Blut und damit eine Erektion des Penis.

Leider wird das cGMP recht schnell wieder inaktiviert; das geschieht durch das Enzym Phosphodiesterase Typ 5, das fast ausschließlich in den Schwellkörpern zu finden ist. An dieser Stelle nun setzt der Wirkstoff Sildenafil ein: Er hemmt nämlich dieses Enzym (daher der Name Phosphodiesterase-Typ-5-Hemmstoff) und ermöglicht so eine längere Erschlaffung des erektilen Gewebes und eine Verstärkung des Blutstroms in die Schwellkörper. Zusammenfassend kann man also sagen, Sildenafil entfaltet seine Wirkung direkt im Penis und benötigt dafür eine sexuelle Stimulation.

Dabei hat Sildenafil keinen Einfluss auf den sexuellen Antrieb, auf das Orgasmusgefühl und die Ejakulation. Auch auf die Erektionsfähigkeit von gesunden Männern ohne Erektionsstörung hat Sildenafil keinen Einfluss, der Wirkstoff verbessert nicht die Erektion und erhöht auch nicht die sexuelle Leistungsfähigkeit. Sildenafil verkürzt hingegen die Refraktärzeit; nach einem Orgasmus können Sie mit dem Wirkstoff schneller wieder eine Erektion bekommen. In einer Untersuchung aus Italien beispielsweise erhielten 20 junge Männer im Alter von 28–37 Jahren entweder eine Tablette mit 100 mg Sildenafil oder eine gleich aussehende Tablette ohne Wirkstoff (eine Placebotablette). Mit Unterstützung durch ein einschlägiges Video masturbierten die Probanden bis zur Ejakulation und setzten danach die Stimulation bis zu einer erneuten Erektion fort. Die Zeit bis dahin maßen sie mit einer Stoppuhr in der anderen Hand. Und siehe da, in der Placebogruppe war die mittlere Refraktärzeit mit 10,8 Minuten mehr als viermal so lang wie in der Sildenafilgruppe mit durchschnittlich 2,6 Minuten.

## Welche Dosis ist die richtige?

Drei verschiedene Sildenafil-Dosierungen stehen zur Verfügung; Tabletten zu 25 mg, 50 mg und 100 mg unterscheiden sich übrigens auch in der

Größe. Ihr Arzt wird Ihnen eine Dosis empfehlen, meist beginnt man mit 50 mg. Diese Anfangsdosis sollten Sie mindestens viermal ausprobieren, um ihre reale Wirkung und Verträglichkeit festzuhalten. Danach kann Ihr Urologe die Dosis je nach Wirkung und Verträglichkeit anpassen. Ist sie zu gering, um eine für einen befriedigenden Geschlechtsverkehr ausreichende Erektion zu erlangen, kann er sie erhöhen. Nach der Einnahme einer Tablette setzt die Wirkung ungefähr nach 25 Minuten ein und hält einige Stunden an. Zwar werden die besten Ergebnisse nach rund einer halben Stunde erreicht, wenn die Konzentration im Blut am höchsten ist, doch auch nach 4–6 Stunden ist ein befriedigendes Ergebnis nicht ausgeschlossen.

## Nebenwirkungen und Risiken

Sildenafil kann allerdings neben der Förderung einer Erektion auch unerwünschte Wirkungen haben. Ungefähr jeder zehnte Mann bemerkt Kopfschmerzen oder eine Rötung des Gesichts und einer von 20 Männern eine gewisse Übelkeit nach der Einnahme. Rund 3 % schildern eine Veränderung des Farbensehens, meist einen Blaustich. Diese seltene Nebenwirkung tritt in der Regel nach der Einnahme von 100 mg Sildenafil auf und hält meist nicht länger als 2 Stunden an.

Da sich die Nebenwirkungen also in Grenzen halten, woher kommt also der recht zwiespältige Ruf von Viagra®, der einige Zeit nach der Markteinführung einsetzte und zum Teil immer noch durch die Köpfe geistert? In der ersten Zeit nach der Einführung wurde über Todesfälle im Zusammenhang mit der Einnahme von Viagra® berichtet. Häufig waren diese auf einen Herzinfarkt zurückzuführen, der sich während des Geschlechtsverkehrs ereignete. Zumeist waren davon ältere Männer mit einem bereits vorgeschädigten Herzen betroffen, bei denen die ungewohnte Steigerung der körperlichen Belastung beim Sex fatale Folgen hatte. Zum anderen kam es bei der Kombination von Viagra® mit anderen Medikamenten zu Todesfällen durch einen drastischen Blutdruckabfall. Bei diesen Präparaten handelt es sich um die sogenannten Nitrate oder Stickstoffmonoxid-Donatoren, welche bei einer Herzerkrankung, zum Beispiel einer Angina pectoris, verschrieben werden. Sildenafil potenziert deren blutdrucksenkende Wirkung und darf aus diesem Grund unter keinen Umständen zusammen mit Nitratpräparaten eingenommen werden, egal ob man diese als Tablette, Spray oder Hautpflaster verwendet. Diese letzten Sätze möchte ich Ihnen besonders ans Herz legen, beherzigen Sie bitte diese Warnung jederzeit.

Und noch eins: Falls Sie nach der Einnahme von Sildenafil beim Sex Brustschmerzen verspüren, ist dies ein medizinischer Notfall. Auch jetzt dürfen Sie niemals die Nitrate verwenden, die Sie vielleicht noch in der Nachttischschublade haben. Suchen Sie sofort einen Arzt auf und informieren Sie ihn, dass Sie Sildenafil eingenommen haben, und er wird Ihr Herzproblem mit ungefährlichen Alternativmedikamenten behandeln. Im Übrigen hat eine aktuelle Untersuchung nachweisen können, dass die Todesfallrate unter den Männer, die Sildenafil einnehmen, im Vergleich zu einer gleich alten Gruppe ohne Sildenafil-Einnahme nicht erhöht ist.

Generell möchte ich Sie an dieser Stelle darauf hinweisen, dass Sie Sildenafil-Präparate nur nach Rücksprache mit Ihrem Arzt verwenden sollten. Er wird Sie beraten, Sie auf mögliche Herzerkrankungen untersuchen und Ihnen die geeignete Dosis empfehlen.

## Der richtige Einnahmezeitpunkt

Allgemein wird empfohlen, Sildenafil etwa eine Stunde vor einem geplanten Verkehr einzunehmen. Nun ja, mit einem geplanten Verkehr ist das so eine Sache, Sex ist nun mal nur begrenzt planbar und lebt von einer gewissen Spontaneität. Womit wir bei einem Nachteil von Sildenafil wären: der relativ kurzen Halbwertszeit im Körper von 3–5 Stunden. Zwar ist so eine Tablette auf dem Nachtschrank nicht der absolute Romantikkiller, aber den Sex auf den besten Wirkungszeitpunkt einer Pille zu timen, kann den Spaß schon ein bisschen einschränken.

## Ein neues Präparat: Cialis®

Abhilfe verspricht hier ein neues Präparat, ebenfalls aus der Gruppe der Phosphodiesterase-Typ-5-Hemmstoffe, das erst kürzlich in Europa zugelassene Cialis®. Dessen Wirkstoff Tadalafil ist ähnlich wirksam wie das Sildenafil, hat jedoch mit 17,5 Stunden eine erheblich längere

Halbwertszeit. Damit verbleibt Tadalafil wesentlich länger im Blut und hat über nahezu 24 Stunden einen positiven Effekt auf die Erektionsfähigkeit. Zwar werden nach Einnahme der Tablette erst nach rund 2 Stunden maximale Blutspiegel erreicht, das fällt jedoch nicht weiter ins Gewicht, da man die Tablette unabhängig von einem konkret geplanten Verkehr einnehmen kann. Zum einen bringt das ein deutliches Plus an Spontaneität ins Spiel, und zum anderen kann man unter Umständen mit einer einzigen Tablette mehr als eine Erektion haben. Muss es allerdings einmal schnell gehen, ist auch schon nach einer halben Stunde mit einem ausreichenden Wirkungseintritt zu rechnen. Ein weiterer Vorteil von Tadalafil ist die Unabhängigkeit von der Nahrungsaufnahme, das heißt es gibt keine Wechselwirkung zwischen dem Wirkstoff und Speis und Trank. Die Nebenwirkungen sind mit denen von Sildenafil vergleichbar, zusätzlich wurden bei Tadalafil Muskel- und Rückenschmerzen beobachtet.

## Das dritte Präparat auf dem Markt: Levitra®

Neben den bereits erwähnten gibt es noch einen dritten Wirkstoff aus der Gruppe der Phosphodiesterase-Typ-5-Hemmstoffe, das unter dem Markennamen Levitra® vertriebene Vardenafil. Die chemische Formel und damit das Wirkprofil und das Spektrum der Nebenwirkungen sind dem Sildenafil sehr ähnlich. Nach weniger als einer Stunde erreicht die Konzentration im Blut ihren Höchstwert, allerdings verlangsamt eine fettreiche Mahlzeit die Aufnahme. Um den maximalen Effekt zu erzielen, wird eine Einnahme auf nüchternen Magen empfohlen. Eine Gesichtsrötung als häufigste Nebenwirkung trat bei etwa jedem zehnten Mann nach der Einnahme von Vardenafil auf. Die durch eine Halbwertszeit von rund 4 Stunden begrenzte Wirkdauer ist mit der von Sildenafil vergleichbar, auf den dadurch bedingten Spontaneitätsverlust beim Sex habe ich bereits hingewiesen.

## In die zweite Liga abgestiegen: Uprima®

Alle gerade erwähnten Phosphodiesterase-Typ-5-Hemmstoffe haben eines gemeinsam: Sie wirken direkt an und im Penis. Über einen vollkommen anderen Mechanismus funktioniert das Apomorphin, das seit 2001 unter dem Namen Uprima® auf dem Markt ist und ebenfalls Hilfe bei Erektionsstörungen verspricht. Interessant ist auch in diesem Fall die Entdeckungsgeschichte. Eigentlich wurde und wird der Wirkstoff benutzt, um nach akuten Vergiftungen den Magen durch Erbrechen zu entleeren, damit die giftige Substanz nicht in den Blutkreislauf gelangt. Allerdings werden hierzu weit höhere Dosen als bei der Behandlung einer Erektionsstörung verwendet.

Bei Männern mit einer Parkinson-Erkrankung, die man mit Apomorphin behandelt hatte, fiel Anfang der achtziger Jahre erstmals auf, dass der Wirkstoff auch eine erektionsfördernde Wirkung hat. In einem bestimmten Areal des Gehirns, dem Hypothalamus, dockt das Apomorphin an Rezeptoren, an denen sonst der Botenstoff Dopamin seine Wirkung entfaltet. Hier erregt der Wirkstoff Nervenzellen im Erektionszentrum des Gehirns, die über eine Kette von Reaktionen eine Erektion auslösen können. Auch bei Apomorphin passiert ähnlich wie bei Sildenafil nichts ohne eine sexuelle Stimulation, erst dann stellt sich die erektionsfördernde Wirkung ein.

Die Substanz ist in zwei Dosierungen von 2 und 3 mg erhältlich. Die Tablette darf nicht geschluckt werden, sondern sollte sich unter der Zunge langsam auflösen. Das dauert ungefähr 10 Minuten und kann durch einen zuvor eingenommenen Schluck Wasser zur Befeuchtung der Schleimhaut im Mund beschleunigt werden. Nach 15–20 Minuten ist der maximale Blutspiegel und damit die erektionsfördernde Wirkung erreicht, der Effekt hält dann für einige Stunden an. Durch die Aufnahme der Substanz über die Mundschleimhaut wird die Wirkung nicht durch ein vorangegangenes Essen beeinflusst; größere Mengen Alkohol sind aber auch hier nicht gerade förderlich.

Generell sollte Apomorphin mindestens dreimal angewendet werden, erst dann kann man die Wirksamkeit und Verträglichkeit endgültig einschätzen. Nach der Einnahme können sich Übelkeit und Kopfschmerzen bemerkbar machen; diese nicht gerade lustfördernden Nebenwirkungen treten bei rund 7 % der Männer auf.

Großer Pluspunkt von Apomorphin ist die recht problemlose Anwendung bei Männern mit einer Vorerkrankung des Herzens. Nach einem Belastungstest beim Kardiologen ist der Wirkstoff für diese Männer besonders interessant. Allerdings ist seine Wirksamkeit auch erheblich geringer als beispielsweise die von Sildenafil, was zu einer Enttäuschung der anfänglich recht euphorischen Erwartungen führte. Dennoch ist zumindest ein Versuch von Apomorphin zu empfehlen, insbesondere dann, wenn es sich nur um eine leichte Beeinträchtigung der Erektionsfähigkeit handelt. Auch wenn beispielsweise Sildenafil bei Ihnen nicht wirkt, hat ein Versuch mit Apomorphin in jedem Falle Sinn, da die beiden Substanzen an verschiedenen Orten ihre Wirkung entfalten.

Welche der Substanzen sich schlussendlich durchsetzen wird, werden die Männer zusammen mit ihren Partnerinnen bzw. ihren Partnern entscheiden. Dabei werden die drei Phosphodiesterase-Typ-5-Hemmstoffe sicher in der ersten Liga spielen, während das Apomorphin aufgrund der ernüchternden Erfahrungen nach der Markteinführung in die zweite abgestiegen ist. Neben einer guten Wirksamkeit und Verträglichkeit wird zunehmend das zeitliche Argument an Bedeutung gewinnen, das heißt, eine lange potenzielle Wirkdauer ohne die Notwendigkeit einer Einnahme kurz vor einem Koitus wird sich mittelfristig wohl durchsetzen.

## Was kostet die Therapie?

Neben diesen Argumenten spielt sicher auch der Preis der Tablette eine herausragende Rolle bei der Entscheidung für oder gegen ein Präparat. Der Marktführer Viagra® kostet als 25-mg-Tablette etwa 10 Euro, 50 mg kosten 11 Euro und die höchste Dosierung, 100 mg, 13 Euro. Der Wirkstoff Tadalafil, erhältlich als Cialis®, kostet in der 10-mg-Dosierung etwas 12 Euro und in der 20-mg-Dosierung etwa 16 Euro pro Tablette. Die unter dem Markennamen Levitra® vertriebene Substanz Vardenafil ist in der 5-mg-Dosis für 11 Euro, in der 10-mg-Dosis für 12 Euro und als 20-mg-Tablette für 15 Euro zu haben. Im Moment liegen leider noch keine Untersuchungen vor, die einen direkten Vergleich der drei Konkurrenzpräparate erlauben, diese Studien wird es aber hoffentlich in absehbarer Zukunft geben. Die Preise für das doch erheblich schlechter wirkende Apomorphin liegen bei 10 Euro für eine Tablette in der geringeren Dosierung von 2 mg und 11 Euro in der 3-mg-Dosierung. (Stand: November 2006)

Alle vier gerade genannten Medikamente sind zwar im Prinzip verschreibungspflichtig, praktisch aber überall auch ohne Rezept erhältlich. Vor einer unkritischen Bestellung eines der Produkte über nicht zweifelsfrei durchschaubare Kanäle im Internet möchte ich ausdrücklich warnen, denn es kursieren enorme Mengen an billigen Plagiaten. Im besten Fall enthalten die Tabletten keinen oder weniger Wirkstoff als angegeben, im ungünstigen Fall gefährden Sie Ihre Gesundheit, in jedem Fall ist es jedoch illegal.

Wenn wir gegenwärtig wie selbstverständlich über die Vor- und Nachteile der Substanzen zur Verbesserung der Erektionsfähigkeit reden, muss man sich eigentlich vor Augen führen, dass es bis vor wenigen Jahren überhaupt kein Medikament zum Einnehmen gab. Dies änderte sich erst 1998 mit der Markteinführung von Viagra®. Nun kommt es auch mit den neuen Substanzen mitunter vor, dass diese nicht ausreichend wirken, der betroffene Mann keine Medikamente einnehmen möchte oder bereits bestehende Erkrankungen, zum Beispiel des Herzens, einer Einnahme im Wege stehen.

## Eine Alternative: die Schwellkörperinjektion

In diesem Falle gibt es die Möglichkeit, auf ein bereits seit vielen Jahren bekanntes und bewährtes Verfahren zurückzugreifen, bei dem ein Medikament mit Hilfe einer Spritze und einer kleinen Nadel direkt in einen Schwellkörper des Penis injiziert wird. Die gleiche Methode verwendet übrigens auch Ihr Urologe, um während der sich dann einstellenden Erektion die Durchblutung des Penis mit einer speziellen Ultraschalltechnik zu untersuchen.

Das Verfahren wurde Anfang der achtziger Jahre entwickelt und war zu jener Zeit ein ähnlicher Paukenschlag wie 1998 die Einführung von Viagra®. Der englische Physiologe Giles S. Brindley sorgte damals auf einem Urologenkongress für Aufsehen, als er die Methode vor anwesenden Kollegen live mit weithin sichtbarem Erfolg an sich selbst demonstrierte. Man hat im Lauf der Jahre verschiedene Substanzen verwendet, die allesamt funktionierten, als die beste jedoch hat sich das Alprostadil mit seinem Wirkstoff Prostaglandin $E_1$ herauskristallisiert. Dieser Wirkstoff ist unter dem Namen Caverject® auf dem Markt und wird in vielen Fällen sogar von der Krankenkasse bezahlt. Nachdem es in einen Schwellkörper injiziert wurde, entspannt sich dessen erektiles Gewebe, Blut kann in den Penis strömen und löst eine Erektion aus. Die Wirkung tritt 10–30 Minuten nach der Injektion auf und sollte eine Stunde nicht überschreiten. Der Grad der erreichten Steifigkeit des Penis ist von der injizierten Dosis abhängig.

Sollten Sie sich für diese Methode entscheiden, wird Ihr Urologe die erste und vielleicht auch noch die zweite Injektion in seiner Praxis vornehmen. Dies geschieht zum einen, um Ihnen die Technik der Injektion ausführlich zu erklären und zu zeigen, damit Sie diese dann allein zu Hause vornehmen können, und zum anderen, um die bei Ihnen wirksame und sichere Dosis des Wirkstoffes zu ermitteln.

In der Regel werden Sie schon die zweite Injektion selbst ausführen können, die Handhabung des Injektionssystems ist sehr einfach und erfordert keine medizinischen Kenntnisse. Es ähnelt einem Füllfederhalter und besteht aus zwei Kammern, die eine ist mit dem Wirkstoff in Pulverform und die andere mit einer Flüssigkeit gefüllt. Durch Drehen des Systems werden die Substanzen in beiden Kammern zur fertigen Injektionslösung vermischt, und auf einer Skala können Sie die verschiedenen Dosierungen auswählen. Die richtige Dosierung haben Sie erreicht, wenn sich nach der Injektion in den Schwellkörper eine für einen Geschlechtsverkehr ausreichende Erektion einstellt und diese nicht länger als eine Stunde anhält.

Obwohl die Vorstellung von einer Spritze in den Penis sicher keine besonders angenehme ist, kann ich Ihnen versichern, dass der Einstich wegen der extrem feinen Nadel kaum Schmerzen verursacht. Die Einstichstelle liegt im mittleren Drittel des Penisschaftes auf der rechten oder linken Seite und sollte vor der Injektion mit einem Alkoholtupfer desinfiziert werden. Die richtige Technik und die bevorzugten Injektionsstellen zeigt Ihnen am besten Ihr Urologe. Nach der ersten Injektion sollten Sie einige Stunden in der Praxis bleiben, damit die Wirksamkeit, die Verträglichkeit und vor allem die Dauer der Erektion bestimmt werden können. Wenden Sie dann das System dauerhaft zu Hause an, sollte die Injektion nur einmal innerhalb von 24 Stunden und höchstens dreimal die Woche vorgenommen werden.

Von vielen Männern vor der Viagra®-Epoche und auch gegenwärtig wird das Verfahren erfolgreich angewendet. Es wirkt immerhin bei 70–90 % aller Männer mit einer Erektionsstörung, hat aber dennoch einige recht erhebliche Nachteile. Zunächst besteht sicher bei vielen Männern eine gewisse Hemmschwelle, sich für eine Spritze in den Schwellkörper als Behandlung zu entscheiden. Das Vorbereiten der Spritze und die Injektion sind zudem recht schwierig in das Vorspiel einzubauen, sodass die Methode sicher nichts für Romantiker ist. Auch gibt es recht häufig Nebenwirkungen, die da wären: Schmerzen bei bis zu vier von zehn Männern, Blutergüsse am Penis oder kleine Blutungen in 10–30 % und schmerzhafte Dauererektionen in 4 % der Anwendungen. Im Fall einer Dauererektion, die länger als 6 Stunden nach der Injektion bestehen bleibt, sollten Sie unbedingt einen Arzt aufsuchen, da sonst die Gefahr einer ernsten, dauerhaften Schädigung des Schwellkörpergewebes besteht.

## Penisprothesen

Für alles und jedes gibt es eine Prothese – für Zähne, Augen, Arme, Beine und Brüste. Also warum nicht auch für den Penis, dachten sich die Amerikaner Scott und Small und entwickelten in den siebziger Jahren zwei verschiedene Typen einer Penisprothese. Der eine, recht simple Typ, die sogenannte semirigide Prothese, besteht aus einem biegsamen Polymerstab, der durch eine Operation in den Schwellkörper eingepflanzt und für den Geschlechtsverkehr einfach hochgeklappt wird. Diese Prothese ist zwar recht leicht einzubauen und kostet nur ein Drittel der hydraulischen Prothesen, hat aber auch einige entscheidende Nachteile. Da der Penis durch die in den Schwellkörpern liegenden Stäbe nicht mehr vollständig erschlafft, sondern quasi dauerversteift ist, kann das im Alltag zuweilen unpraktisch bis peinlich sein.

Demgegenüber ist eine hydraulische Prothese recht kompliziert aufgebaut, bietet aber entscheidende Vorteile. In die Schwellkörper werden zylindrische Implantate aus Silikon eingepflanzt, die mit einem mit Flüssigkeit gefüllten Ballon und einer kleinen Pumpe verbunden sind. Der Ballon wird im Becken versteckt und die Pumpe im Hodensack, wo sie durch die Haut bedient werden kann. Ist der Penis schlaff, befindet sich die gesamte Flüssigkeit im Ballon. Um eine Erektion zu erreichen, betätigt man mit der Hand die Pumpe im Hodensack und befördert dadurch die Flüssigkeit vom Ballon in die Silikonzylinder. Diese Zylinder fassen je nach Größe des Penis 50–100 ml und sind in verschiedenen Längen erhältlich. Die hineingepumpte Flüssigkeit richtet die Zylinder in den Schwellkörpern auf und führt zu einer Erektion. Diese ist erst dann wieder vorbei, wenn die Flüssigkeit in den Ballon zurückgepumpt wird. Womit wir beim großen Vorteil einer Penisprothese wären: Eine Erektion ist immer und solange man mag möglich.

Eigentlich lange als letzte Möglichkeit bei Versagen aller anderen Behandlungen gedacht, erlebt die Penisprothese auch nach der Einführung von Viagra® eine Renaissance, mehr noch, von Jahr zu Jahr werden mehr Exemplare implantiert. Im Jahre 2002 wurden in den USA allein 25 700 eingebaut, in Europa waren es 5400, davon 325 in Deutschland. Das ist eine ganze Menge, vor allem wenn man bedenkt, dass ein Exemplar zwischen 5000 und 7000 Euro kostet, die man in der Regel selber zahlen muss. Einer amerikanischen Studie zufolge sind 85 % der Männer und deren Partnerinnen mit der Penisprothese zufrieden, so enorm hohe Zufriedenheitswerte erreicht keine andere Behandlung der Erektionsstörung.

Eine Entwicklung über mehr als 20 Jahre hat langlebige und zuverlässige Prothesenmodelle hervorgebracht, die zudem leicht zu bedienen sind. Ein entscheidender Nachteil allerdings ist die Tatsache, dass die natürliche Erektion in den meisten Fällen nach Implantation der Silikonzylinder dahin ist, da der größte Teil des erektilen Gewebes in den Schwellkörpern unwiederbringlich zerstört wird. Auch erreicht die Länge des erigierten Penis nicht mehr die der natürlichen Erektion, er wird mit einer Prothese bis zu 3 cm kürzer, was einige Männer enorm stört. Eine von zehn Penisprothesen muss wegen einer Infektion wieder entfernt werden, nach Abklingen der Infektion besteht jedoch die Chance, eine neue Prothese einzubauen.

## Ohne Risiken und Nebenwirkungen: Beckenbodentraining

Nach diesen zugegebenermaßen etwas martialischen Behandlungen der Erektionsstörung möchte ich noch kurz auf eine „sanfte“ Therapiemethode zu sprechen kommen, das Beckenbodentraining. Das Muskeltraining des Beckenbodens durch den Mann selbst unter der Anleitung des Arztes oder eines Physiotherapeuten wurde erstaunlich erfolgreich zur Verbesserung einer eingeschränkten Erektionsfähigkeit eingesetzt. Diese Variante ist insbesondere bei Männern mit einer Funktionsstörung der ableitenden Blutgefäße des Penis sinnvoll, da hier das Blut vorzeitig wieder aus dem Penis abfließt, ohne dass es zu einer Erektion kommt. In einer Studie aus Belgien an 155 Männern bewirkte ein intensives Trainingsprogramm in der Klinik und zu Hause bei 69 Männern eine Heilung der Erektionsschwäche und weitere 42 berichteten über eine deutliche Verbesserung der Erektionsfähigkeit.

Unterm Strich profitierten also drei von vier Männern von dieser sanften, komplikationsfreien Behandlung und lehnten eine weitere Therapie als nicht mehr notwendig ab. Für Männer mit einer Störung des Blutabflusses aus dem Penis, die keine Medikamente zur Verbesserung der Erektion einnehmen wollen, ist die Beckenbodentherapie eine sinnvolle und risikofreie Alternative, die ich Ihnen auf jeden Fall ans Herz legen möchte.

## Nichts für Romantiker: die Vakuumpumpe

Vielleicht nicht unbedingt etwas für Romantiker, aber dennoch sehr wirksam ist die Benutzung einer Vakuumpumpe zur Förderung einer Erektion. Diese auf dem einfachen physikalischen Prinzip des Druckgefälles beruhende Methode ist besonders für Männer interessant, bei denen die medikamentöse Behandlung der Erektionsstörung keine Wirkung zeigt und die einer operativen Behandlung eher skeptisch gegenüberstehen.

Die Anwendung ist nach einiger Übung sehr einfach. Ein meist aus einem durchsichtigen Plastikmaterial bestehender Zylinder wird über den Penis gestülpt und mit einer Hand gegen den Körper gepresst. Um den Zylinder an der Haut luftdicht abzuschließen, kann zusätzlich eine Creme aufgetragen werden. Der Zylinder ist mit einer Pumpe verbunden, die man mit der anderen Hand betätigen kann. Diese Pumpe saugt nun Luft aus dem Zylinder und erzeugt so ein Druckgefälle, durch das Blut in den Penis strömt, was zu einer Erektion führt. Der Zylinder trägt am dem Körper zugewandten Ende einen Gummiring, der, nachdem sich der Penis vollständig versteift hat, auf den Penis abgestreift wird und dort verhindert, dass das in die Schwellkörper eingesaugte Blut gleich wieder abfließt und die Erektion nachlässt. Danach kann der Zylinder abgenommen und mit dem Geschlechtsverkehr begonnen werden. Das klingt nicht nur ziemlich nüchtern physikalisch, das ist es auch – vielleicht wissen Sie nun, warum die Vakuummethode nichts für Romantiker ist. Aber, und das möchte ich betonen, sie kann bei vielen Männern eine Erektion erzeugen, die in Bezug auf Größenzunahme und Steifigkeit einer normalen Erektion sehr nahe kommt und in den allermeisten Fällen für einen Koitus ausreicht. Dementsprechend sind auch sieben von zehn Männern, die eine Vakuumpumpe benutzen, mit dem Ergebnis zufrieden. Als nachteilig werden insbesondere die „apparativen Vorbereitungen" des Geschlechtsverkehrs und die durch den Gummiring verursachten Gefühlsstörungen empfunden. Zudem kann der Ring den Samenerguss blockieren oder auch Schmerzen verursachen.

Unbedingt beachtet werden sollte der Hinweis, den Ring spätestens 30 Minuten nach dem Anlegen wieder zu entfernen, um einen Schaden am Schwellkörpergewebe durch mangelnde Sauerstoffzufuhr und Übersäuerung zu vermeiden. Schlafen Sie also keinesfalls ein, bevor Sie den Ring entfernt haben! Falls Sie regelmäßig blutverdünnende Medikamente einnehmen, zum Beispiel Acetylsalicylsäure, kann die Benutzung der Vakuumpumpe kleinere Blutergüsse an der Penishaut verursachen; bitte verwenden Sie die Pumpe in diesem Fall besonders vorsichtig und nur nach Absprache mit Ihrem Arzt.

Eine Vakuumpumpe kostet zwischen 400 und 500 Euro, die Kosten werden in manchen Fällen von der Krankenkasse übernommen.

## Penis-Notfälle

### Vorsicht Dauererektion!

Eine Erektion, die länger als die sexuelle Stimulation anhält, nur zu Beginn als lustvoll erlebt wird und später Schmerzen verursacht, ist eine schmerzhafte Dauererektion; sie wird auch als Priapismus bezeichnet. Typischerweise bemerkt der betroffene Mann einen über mehrere Stunden erigierten und sich dabei steinhart anfühlenden Penis, ohne dass er diesen Zustand als lustvoll empfindet. In der Regel sind der Harnröhrenschwellkörper und die Eichel nicht betroffen und fühlen sich im Gegensatz zum Penisschaft weich an, sodass die Entleerung der Blase meist ohne Probleme möglich ist. Wodurch kann nun eine solche Dauererektion ausgelöst werden? Praktisch immer beginnt der Priapismus mit einer normalen Erektion, die ohne Samenerguss und Orgasmus in eine schmerzhafte Erektion übergeht. Sie kann mehrere Stunden lang anhalten. In der Mehrzahl der Fälle kann man keine Ursache für das Problem finden, in einigen Fällen ist eine Erkrankung des Blutes die Ursache, zum Beispiel eine Leukämie. Auch bei Männern, die eine Selbstinjektionsbehandlung von Aloprostadil (Caverject®) in den Schwellkörper praktizieren, kann sich bei einer Überdosierung oder auch ohne ersichtlichen Grund eine Dauererektion einstellen.

Falls Sie, liebe Männer, jemals eine Erektion bemerken, die viel länger als üblich anhält und die vielleicht schmerzt, stellt das einen Notfall dar und es ist unbedingt ratsam, sofort einen Arzt, am besten einen Urologen, aufzusuchen. In dieser Situation geht es um wenige Stunden, in denen sich entscheidet, ob Sie jemals wieder eine Erektion haben werden oder nicht. Schlafen Sie also ein oder gehen aus Scham nicht zum Arzt, geht das erektile Gewebe in den Schwellkörpern schon nach wenigen Stunden unwiederbringlich an Übersäuerung und Sauerstoffmangel zugrunde. Ihr Urologe wird durch Medikamente oder durch eine Ableitung des Blutes aus den Schwellkörpern innerhalb weniger Minuten einen Rückgang der Erektion und eine Entspannung der Situation erreichen und einen größeren Schaden verhindern können. Nochmals ans Herz legen möchte ich Ihnen, sofort nach Bemerken einer Dauererektion Ihren Arzt aufzusuchen, um Schlimmeres zu verhindern.

## Penisverkrümmung

Meist sind es Männer zwischen 50 und 60, die Rat bei Ihrem Urologen suchen, weil ihr Penis während der Erektion zunehmend krummer wird und dies mehr und mehr den Geschlechtsverkehr beeinträchtigt. Auch wenn nur etwa 1 % der Männer in ihrem Leben unter einer Penisverkrümmung leiden, ist es für die Betroffenen ein enormes Problem. Ist die Verbiegung sehr ausgeprägt, bildet sie gar einen Winkel von mehr als 90°, ist ein Koitus meist nicht mehr möglich. Als Ursache der Verkrümmung gilt eine lokale Vernarbung und Verkalkung der festen Innenhaut des Penis, die die Schwellkörper umschließt. Diese derbe Hülle, die

Tunica albuginea, kann durch immer wiederkehrende kleine Verletzungen geschädigt werden. Besonders häufig sind diese Verletzungen an der Penisoberseite, wenn der Penis zum Beispiel beim Geschlechtsverkehr zu stark nach unten gebogen wird oder mit dem Schambein der Partnerin kollidiert. Dies passiert vor allem beim Verkehr in der Reiterstellung, wenn der Penis aus der Vagina rutscht und durch das Schambein oder den Damm gestaucht wird. In jungen Jahren hält die Tunica albuginea den Belastungen offenbar noch eher stand, später – mit nachlassender Festigkeit des Bindegewebes – kommt es jedoch immer wieder zu kleinen Verletzungen, die mit einer Narbe ausheilen und verkalken können. Die Verkalkungen kann man durch die Haut zumeist an der Penisoberseite ertasten, und sie bewirken während der Erektion eine Verkrümmung meist nach oben, sodass der Eindruck einer Banane entsteht. Aber Verkrümmungen zur Seite und nach unten sind ebenfalls möglich, wenn auch seltener als die Verkrümmung nach oben. Untersuchungen in Amerika haben gezeigt, dass besonders Männer betroffen sind, die an anderen Erkrankungen des Bindegewebes leiden oder auch über 50 noch überdurchschnittlich häufig Geschlechtsverkehr haben.

Häufig sind es mehrere Beschwerden, die den betroffenen Mann zum Arzt führen: Schmerzen bei der Erektion, Verkrümmung und Verkürzung des Penis, meist assoziiert mit einer Erektionsschwäche. Die Erkrankung wird auch als Induratio penis plastica oder Peyronie'sche Erkrankung bezeichnet.

Wenn Sie sich nun zu einer Konsultation bei Ihrem Urologen entschließen, ist es meist sinnvoll, vorher zu Hause ein Foto von Ihrem Penis im erigierten Zustand zu machen, damit sich der Urologe ein Bild vom Ausmaß der Verkrümmung machen und die Lokalisation der Verkalkungen ungefähr abschätzen kann. Idealerweise sollte das Foto seitlich vor einem hellen Hintergrund (einer Wand, einer Tür oder einem Spiegel) „geschossen" werden.

Während der Untersuchung kann der Urologe die Verkalkungen durch die Penishaut ertasten und mit einer einfachen Ultraschall-Untersuchung näher untersuchen. Wenn neben der Verkrümmung auch eine Störung der Erektionsfähigkeit vorliegt, ist meist ein Erektionstest in der Praxis hilfreich, bei dem ein Medikament in den Schwellkörper injiziert wird, das dann eine Erektion auslöst. Damit kann der Urologe zum einen die Verkrümmung genauer untersuchen und zum anderen die Durchblutung des Penis während der Erektion mit Hilfe eines speziellen Ultraschall-Verfahrens untersuchen.

Man hat immer wieder versucht, das Problem mit Medikamenten zu lösen, leider schlugen diese Versuche meist fehl. Die lokale Behandlung der Verkalkungen mit einem Laser oder mit Stoßwellen sind nach wie vor in der Entwicklung, und Langzeitergebnisse dieser Techniken liegen nicht vor. In den allermeisten Fällen ist eine Operation notwendig, um den verkrümmten Penis wieder aufzurichten. Zwar gibt es eine Handvoll erfolgreiche und allgemein anerkannte Operationsmethoden, die meisten allerdings gehen mit einer Verkürzung des Penis nach der Operation einher. Zum Zeitpunkt einer Operation muss sich die Erkrankung in einem stabilen Zustand befinden, das heißt, an der Verbiegung sollte sich in den 6 Monaten vor dem Eingriff nichts mehr verändert haben. Operiert man zu früh, kann die Verbiegung wiederkehren. Die Ergebnisse der Operation sind gut, acht von zehn Männern sind mit der Begradigung zufrieden. Bei Männern mit einer Erektionsstörung und einer Penisverkrümmung kann man sich überlegen, ob sich nicht neben der Behebung einer Verkrümmung gleich der Einbau einer Penisprothese anbietet.

## Notfall Penisbruch

Der Penisbruch ist wohl der Alptraum eines jeden Mannes, und ich kann Ihnen versichern, auch für einen erfahrenen Urologen ist das kein schöner Anblick. An sich ein seltenes Ereignis, ereignet sich der Penisbruch in einigen Regionen recht häufig, und zwar durch eine, sagen wir, ungeschickte Variante der Masturbation. Um ein sofortiges Verschwinden der Erektion nach der Masturbation zu erzwingen, wird offenbar gehäuft im Mittleren Osten das kräftige Nachuntenknicken des Penis praktiziert, das dann regelmäßig mit einem Penisbruch endet. Von einem Urologen aus dem Iran wurden allein aus den neunziger Jahren 119 Fälle zusammengetragen.

In den westlichen Ländern jedoch passiert es in den meisten Fällen während des Koitus. Folglich kommen die völlig aufgelösten Männer oft in Begleitung ihrer nicht minder aufgelösten Partnerinnen am späten Abend oder in den frühen Morgenstunden in die Klinik und erzählen dem diensthabenden Urologen etwas von einem Missgeschick und einem

Knall beim Sex. Beim Nachtdienstarzt schrillen die Alarmglocken und er findet sich damit ab, dass die restliche Nacht gelaufen ist und an Schlaf nicht mehr zu denken sein wird.

Die Geschichte hat sich ungefähr so zugetragen: Die beiden haben Sex, sie oben, der Penis ist aus der Vagina gerutscht und bei ihrer nächsten Beckenbewegung mit dem Schambein oder dem Damm kollidiert, beide hören einen Knall wie bei einer Peitsche oder einer gerissenen Bogensaite, er fühlt einen stechenden Schmerz und die Erektion verschwindet praktisch sofort. Innerhalb weniger Minuten bildet sich ein Bluterguss, der Penis verfärbt sich dunkelblau und schwillt erheblich an.

Achtung: Dies ist eine Notfallsituation, die eine sofortige Konsultation beim Urologen erfordert! In der Regel muss innerhalb weniger Stunden operiert werden. Vorher empfiehlt es sich, den Penis zu komprimieren, zum Beispiel mit den Händen oder einem herumgewickelten Handtuch, damit kann man den Bluterguss zwar nicht gänzlich verhindern, aber erheblich eindämmen. Zudem ist es in jedem Falle sinnvoll, den Penis zu kühlen, bis Sie die Klinik erreichen.

Was geschieht bei einem Penisbruch und was genau bricht eigentlich? Nun, ein Knochen ist es nicht, denn im Unterschied zu manchen Tierarten, zum Beispiel Hunden, enthält der menschliche Penis keinen. Der bereits erwähnte Knall rührt von einem Einriss der festen Schwellkörperhülle, der Tunica albuginea. Diese derbe, feste Hülle umschließt die Schwellkörper und muss während der Erektion enormem Druck standhalten. In schlaffem Zustand ist sie an manchen Stellen über 2 mm dick, während der Erektion wird sie auseinandergezogen und gestreckt, sodass die Hülle dann nur noch 0,25–0,5 mm dick ist. Wird der Penis nun extrem gestaucht oder gar abgeknickt, kann die Schwellkörperhülle auf einer Länge von 0,5 bis 5 cm einreißen; das verursacht dann den charakteristischen Knall. Dem Weg des geringsten Widerstandes folgend, schießt das Blut aus der Hülle, wodurch die Erektion sofort verschwindet und der enorme Bluterguss entsteht. In vier von zehn Fällen ist auch die Harnröhre mitverletzt, sodass es zu einer Blutung aus der Öffnung an der Penisspitze kommen kann.

In der Klinik weisen die Schilderungen des betroffenen Paares und die Untersuchung des Penis durch den Urologen klar den Weg zur Diagnose Penisfraktur. Zusätzlich kann eine Röntgenuntersuchung der Harnröhre und der Schwellkörperinnenräume notwendig werden. In den allermeisten Fällen ist eine sofortige Operation die beste Strategie, um zum einen die Erektionsfähigkeit zu erhalten und zum anderen die Ausbildung einer Penisverkrümmung zu verhindern. Operiert man möglichst bald nach der Penisfraktur, kann die Erektion in den meisten Fällen gerettet werden und nur etwa 5 % haben später eine zumeist geringe Verkrümmung des Penis. Mein Rat also: Gehen Sie mit einer Penisfraktur unbedingt sofort zu einem Urologen, auch wenn es vier Uhr morgens ist, denn je länger Sie warten, desto kleiner ist die Chance, die Erektionsfähigkeit zu retten.

## Finger weg: Penisverlängerung

Viele Männer haben keine klaren Vorstellungen von der normalen Größe des Penis, und mehr noch: Einige Männer haben durch Darsteller in einschlägigen Filmen gänzlich unrealistische Vorstellungen. Dann wundert es nicht, dass sich Methoden zur Penisverlängerung, sei es durch Medikamente oder einen chirurgischen Eingriff, einer wachsenden Beliebtheit erfreuen. In einer Untersuchung aus Italien hat man die Männer mit dem Wunsch nach einer Penisverlängerung nach ihrer Vorstellung von der normalen Penislänge befragt. Die allermeisten hatten überhaupt keine Vorstellung, wie lang ein durchschnittlicher Penis sein sollte, oder überschätzen die durchschnittliche Länge bei weitem. Nicht weiter verwunderlich ist dann, dass bei keinem dieser Männer eine Penislänge außerhalb der Normalwerte gemessen wurde (siehe S.10). Zwei von drei Männern in dieser Untersuchung machten sich im Übrigen eher Gedanken um die Länge des schlaffen Penis, nur wenige waren allein mit der des erigierten Penis unzufrieden. Die Vorstellung von einem zu kleinen Penis beginnt bei den meisten der betroffenen Männer in der Kindheit, als sie im Vergleich zu ihren Altersgenossen einen kleineren Penis bemerkten. Diese Vorstellungen werden dann später nicht korrigiert, sondern verfestigen sich eher durch die bekannten Filme.

Da fallen nun Inserate in ebenfalls einschlägigen Zeitschriften auf fruchtbaren Boden, die eine Verlängerung des guten Stücks versprechen. Vollmundige Versprechungen preisen den Effekt von Kapseln und Tabletten an, die meist im Zusammenspiel mit mechanischen Streckübungen den Penis wachsen lassen sollen. Alternativ werden Salben oder Pasten zum Einreiben angeboten.

Liebe Leser, bitte glauben Sie diesen hanebüchenen Unsinn nicht und geben Sie auf keinen Fall Geld dafür aus, denn das Einzige, was hier in der Regel wächst, ist das Konto des Anbieters. Um es noch einmal deutlich zu sagen: Es gibt keine wissenschaftlichen Daten über irgendeine Substanz, die den Penis wachsen lässt. Ein wenig anders verhält es sich mit den verschiedenen Methoden, die durch eine Operation den Penis vergrößern. Diese Eingriffe sind nunmehr seit vielen Jahren bekannt und wurden ursprünglich für Männer entwickelt, die an einer angeborenen Missbildung des Penis leiden oder deren äußeres Genitale durch einen Unfall verletzt wurde. Sowohl für eine Verlängerung als auch für eine Verdickung des Penis wurden in den letzten 20 Jahren Operationsmethoden entwickelt, und man schätzt, dass sich seither allein in den USA etwa 10 000 Männer einem solchen Eingriff unterzogen haben.

Für eine Verlängerung des schlaffen Penis stehen im Wesentlichen drei Techniken zur Verfügung. Damit der Penis einfach länger herunterhängt, kann man ein Band aus Bindegewebe, das den Penis mit dem Schambein verbindet, durchtrennen. Das bringt zwar nicht wirklich mehr Länge, vermittelt aber zumindest den Eindruck. Während einer Erektion verliert der Penis allerdings an Halt, was sich nachteilig auf den Koitus auswirken kann. Zudem ändert der Eingriff nichts an der Länge des erigierten Penis und kann genau den gegenteiligen Effekt haben; wenn sich der nun nicht mehr mit dem Schambein verbundene Penis in den Hodensack zurückzieht, ist das kosmetische Ergebnis recht unbefriedigend.

Ähnlich verhält es sich mit einer anderen Methode, die V-Y-Plastik genannt wird. Hierbei wird die Haut zwischen Penisansatz und Schambein in Form eines auf den Kopf gestellten V eingeschnitten und in Form eines Y wieder vernäht. Die Methode kann mit der bereits erwähnten Banddurchtrennung verbunden werden und bringt einige Zentimeter an scheinbarer Längenzunahme, allerdings meist wieder auf Kosten der Stabilität. Bei einer recht hohen Komplikationsrate lässt auch das kosmetische Ergebnis in vielen Fällen zu wünschen übrig. Darüber hinaus gibt es noch einige experimentelle Ansätze, bei denen mit Rippenknorpel versucht wurde, den Penis zu verlängern. Klingt alles recht abenteuerlich, und mein Rat an Sie: Wenn Sie gesund sind und es bleiben wollen, lassen Sie die Finger von solchen Operationen. Solche Eingriffe sind eigentlich nur bei einem sehr kleinen Penis vertretbar, in Zahlen heißt das: kleiner als 4 cm in schlaffem und kleiner als 7,5 cm in erigiertem Zustand.

Ebenso wenig empfehlen kann ich Ihnen eine recht verbreitete Methode, den Penis dicker zu machen. Die Entnahme von körpereigenem Fett, zum Beispiel im Bauchbereich, und die nachfolgende Injektion des Fetts in den Penis führt vielfach zu Komplikationen und ist auch ästhetisch recht unansehnlich. Zum Glück, muss man sagen, ist der Effekt nicht von Dauer, da 50–70 % des Fetts vom Körper wieder absorbiert werden. Der Penis sieht oft wie ein aufgequollenes Würstchen aus und ist, wenn das Fett asymmetrisch eingespritzt oder ungleichmäßig absorbiert wurde, auch noch krumm. In manchen Fällen gibt es hässliche Komplikationen, das Fett kann kleine Knötchen bilden, absterben oder gar Richtung Eichel wandern und dort Beulen bilden. Klingt wieder recht unappetitlich, mein Rat ist auch hier: Finger weg von solchen Eingriffen!

# Sexuell übertragbare Krankheiten

Als solche werden allgemein infektiöse Krankheiten zusammengefasst, die durch wie auch immer geartete sexuelle Kontakte übertragen werden. Früher war die gebräuchliche Bezeichnung für eine sexuell übertragbare Erkrankung „Geschlechtskrankheit“ oder „venerische Erkrankung“ – eher irreführend, wie ich finde. Zwar gingen die Erkrankungszahlen insgesamt in den letzten 20 Jahren zurück, aber eine Entwarnung kann man keinesfalls aussprechen. Im Zuge des weltweiten Reiseverkehrs kehrt so manche Infektionskrankheit mit Macht nach Mitteleuropa zurück, einschließlich der sexuell übertragbaren Erkrankungen. Neben den Klassikern Gonorrhoe und Syphilis kamen neue Krankheiten wie die Immunschwächekrankheit Aids hinzu.

Betroffen sind eher jüngere, sexuell aktive Männer; mit zunehmendem Alter werden die sexuell übertragenen Infektionen seltener. Homosexuelle Männer infizieren sich häufiger als heterosexuelle. Ein erhöhtes Infektionsrisiko haben regelmäßige Drogenkonsumenten wegen ihres unkontrolliert ausgelebten Sexuallebens, Teenager und Menschen aus den unteren Einkommensgruppen.

Bei der Behandlung von sexuell übertragbaren Infektionskrankheiten gibt es einen wichtigen Grundsatz: Treten bei einer Frau oder einem Mann Symptome einer Erkrankung auf, von der man weiß, dass sie auf sexuellem Wege übertragen wird, so ist es unbedingt notwendig, auch den Partner oder die Partnerin zu untersuchen, selbst wenn sie oder er keine Symptome aufweist. Geschieht dies nicht, kann es zu einer sogenannten Ping-Pong-Infektion kommen, bei der sich die Partner nach einer erfolgreichen Therapie erneut anstecken und die Krankheit weiter verschleppen. In komplizierten partnerschaftlichen Verhältnissen und insbesondere dann, wenn mit Frau und Freundin mehr als eine Partnerin involviert sind, kann die Kommunikation einer solchen Mitbehandlung schon mal recht delikat sein. Aber dennoch ist die Untersuchung und Behandlung unbedingt notwendig. Selbstverständlich sollte nach der Diagnose einer sexuell übertragbaren Erkrankung bis zum Abschluss einer wirksamen Therapie sexuelle Enthaltsamkeit oder doch zumindest Safer Sex praktiziert werden.

## Gonorrhoe

Der Klassiker unter den sexuell übertragbaren Krankheiten ist zweifellos die Gonorrhoe, die umgangssprachlich auch Tripper genannt wird. Die „Übeltäter" bei dieser Erkrankung sind Bakterien der Art *Neisseria gonorrhoe*, die von Mensch zu Mensch übertragen werden können. Immerhin handelt es sich in den Vereinigten Staaten um die häufigste durch sexuelle Kontakte übertragene Infektion. Das Risiko, sich bei einem ungeschützten Geschlechtsverkehr mit einem infizierten Partner anzustecken, beträgt 17 %, was nahezu der Wahrscheinlichkeit von 16 % beim russischen Roulette mit einem sechsschüssigen Revolver entspricht! Beschnittene Männer scheinen ein höheres Ansteckungsrisiko zu haben als unbeschnittene. Ebenso möglich ist die Ansteckung beim Oralverkehr, sofern der Rachenraum des Partners oder der Partnerin infiziert ist.

Erste Symptome treten meist 3–10 Tage nach der Ansteckung auf. Die Erreger befallen in der Regel Schleimhäute, und zwar die, die dem Erreger gerade in die Quere kommen. Der häufigste Erstkontakt findet mit der Schleimhaut der Harnröhre statt, sodass sich dort eine Entzündung entwickelt. Beim Mann äußert sich die Gonorrhoe folglich in einem Brennen beim Wasserlassen, das von einem rahmigen, gelblichen Ausfluss begleitet wird. Um die Diagnose Tripper zu sichern, werden die Bakterien im Sekret mit einem speziellen Farbstoff angefärbt und unter dem Mikroskop identifiziert.

Eine ausreichende Behandlung der Gonorrhoe besteht in einer einmaligen Gabe eines wirksamen Antibiotikums. Derzeit werden Penicillinwirkstoffe verwendet, in letzter Zeit häufen sich allerdings Berichte über resistente Bakterienstämme. Eine erfolgreiche Behandlung führt in praktisch allen Fällen zu einem vollständigen Verschwinden der Gonorrhoe, allerdings baut der Körper keinen Immunschutz gegen die Erreger auf, sodass bei erneutem Kontakt alles wieder von vorn beginnen kann.

Derzeit arbeiten Wissenschaftler an einer Impfung, aber leider ist in absehbarer Zeit nicht damit zu rechnen, dass eine solche auf den Markt kommt. Womit wir beim Stichwort Prävention wären. Die Devise heißt „Mach's mit!" Mit einem Kondom kam man sich zuverlässig vor der Ansteckung mit einem Tripper schützen.

## Syphilis

Als zweiter Klassiker der sexuell übertragbaren Infektionskrankheiten gilt die Syphilis. Bis zum späten Mittelalter in Europa unbekannt, trat sie nach der Einschleppung durch den Amerika-Entdecker Christoph Kolumbus einen ungeahnten Durchseuchungsfeldzug überall in Europa an. So genannte Spirochäten der Art *Treponema pallidum* sind für die Erkrankung verantwortlich, wenn sie über sexuellen Kontakt direkt von Mensch zu Mensch übertragen werden.

Tückischerweise lassen sich die Erreger bis zu 4 Wochen Zeit, bis sie die ersten äußerlich sichtbaren Symptome ausbilden. Es beginnt mit einem Pickel am Penis, der Vorhaut, an der Haut des Hodensacks oder des Unterbauchs, aber nach Oralsex auch an der Lippe oder Zunge. Nicht selten kann dieses sogenannte Primärgeschwür unentdeckt bleiben. Der zunächst harmlos aussehende Pickel entwickelt sich zu einem offenen Geschwür, das nach einigen Wochen vollständig ausheilt. Ohne eine wirksame Therapie ist die Syphilis damit nicht ausgestanden, denn die Erreger sind weiterhin im Gewebe, vermehren sich fleißig und breiten sich über die Blutbahn in entfernte Regionen des Körper aus.

Im damit beginnenden Sekundärstadium kommt es einige Wochen bis Monate später zu einem fiesen Ausschlag auf dem ganzen Körper, besonders jedoch auf den Schleimhäuten. Hinzu kommt oft ein Ausfall der Haare. In diesem Stadium ist die Syphilis nicht mehr zu übersehen. Erfolgt dann keine ausreichende Behandlung, kann die Erkrankung nach weiteren Monaten bis wenigen Jahren in das sogenannte Tertiärstadium übergehen. Eine Ausbreitung über den ganzen Körper bis ins Gehirn führt zu einem langsamen Siechtum mit Lähmungen, Sehstörungen und Schäden an Herz und weiteren inneren Organen.

Die Erreger können unter dem Mikroskop nachgewiesen werden, hinzu kommen auch Bluttests, um die Diagnose zu bestätigen. Behandelt wird die Erkrankung mit einem Antibiotikum; auch hier kann man sich in den allermeisten Fällen auf die einmalige Einnahme eines wirksamen Penicillinpräparates verlassen. Einmal eingetretene Schäden, zum Beispiel im späten dritten Stadium, bilden sich leider nicht mehr zurück, eine möglichst frühe Behandlung ist also unbedingt notwendig. Wie auch bei der Gonorrhoe kann man sich durch Safer Sex vor einer Ansteckung zuverlässig schützen.

## Chlamydieninfektion

Im Vergleich zu Tripper und Syphilis weniger bekannt ist die Infektion mit Chlamydien, die ebenfalls über sexuelle Kontakte übertragen werden. Chlamydien rufen beim Mann oft eine hartnäckige Entzündung der Harnröhre hervor, bei entsprechender Exposition durch Oralsex kann es aber auch zu einer Infektion des Rachenraums kommen.

Die Zeit von der Ansteckung bis zum Auftreten von ersten Symptomen beträgt 3–5 Wochen, kann aber nicht selten auch deutlich länger dauern. Symptome sind Brennen und Jucken in der Harnröhre und Ausfluss aus der Harnröhrenöffnung. Am leichtesten gelingt der Nachweis von Chlamydien im Ausflusssekret.

Zur Diagnosestellung wird ein Abstrich aus der Harnröhre entnommen, dabei wird ein Tupfer 2–3 cm in die Harnröhre geschoben und unter einer leichten Drehung wieder herausgezogen. Diese Prozedur ist nicht sehr angenehm, leider aber notwendig. Der Entnahme des Abstrichs sollte möglichst 4 Stunden keine Blasenentleerung vorausgehen, damit sich genug Material in der Harnröhre ansammelt. Im Labor wird der Abstrich untersucht, und innerhalb weniger Tage können Chlamydien aus dem Sekret herangezüchtet und nachgewiesen werden. Das gegen Chlamydien derzeit empfohlene Antibiotikum heißt Doxycyclin, es muss zweimal täglich mindestens eine Woche lang eingenommen werden. In bis zu 60 % der Fälle sind Chlamydien auch bei den Sexualpartnerinnen infizierter Männer nachzuweisen, sodass im Falle einer Infektion immer auch die Untersuchung und Behandlung des Partners anzuraten ist. Wiederum bietet das Kondom einen zuverlässigen Schutz vor einer Infektion mit Chlamydien.

## Infektion mit Papillomaviren

Eine der häufigsten sexuell übertragenen Krankheiten ist die Infektion mit Papillomaviren. Diese lästigen Biester verursachen die Bildung von Warzen, den sogenannten Condylomata acuminata. An der Kontaktstelle siedeln sich die Papillomaviren an und bilden blumenkohlartige Hautwucherungen. Entsprechend der praktizierten Spielart erscheinen die Warzen an der Vorhaut (außen und/oder innen), am Penisschaft, dem Damm einschließlich der Region um den Darmausgang oder am Unterbauch. Nicht selten wachsen sie auch in der Harnröhre, der Mundhöhle oder dem Enddarm.

Obwohl sie eine ernste Gesundheitsgefahr darstellen, wird den Condylomata acuminata leider oft nicht die angebrachte Aufmerksamkeit geschenkt und eine Behandlung verschleppt. Einige Gattungen der Viren stehen im Verdacht, eine bösartige Entartung des Gebärmutterhalses zu fördern.

In der Behandlung der Condylomata verwendet man zumeist eine Laser- oder Vereisungstherapie, beide Methoden können die Hautwucherungen zuverlässig eindämmen. Um auch mit bloßem Auge nicht sichtbare Warzen zu erwischen und lasern zu können, bedient man sich eines banalen Tricks. Eine mit Essigsäure getränkte Mullkompresse wird für einige Minuten auf Penisschaft und Vorhaut gelegt, und das betroffene Areal zeigt dann eine weißliche Verfärbung. Leider kann man mit keiner Behandlungsmethode eine endgültige Heilung von der Papillomaviren-Infektion erreichen, sodass nicht selten mit einer Wiederkehr der Warzen zu rechnen ist. Als Virenträger kann man die Infektion durch einen wie auch immer gearteten Sexualkontakt auf den Partner oder die Partnerin übertragen, die Benutzung von Kondomen ist also dringend zu empfehlen.

# Aids

In den achtziger Jahren trat die Immunschwächeerkrankung Aids ins Rampenlicht der sexuell übertragbaren Erkrankungen. Aids beschreibt dabei das Endstadium einer Infektion mit dem HI-Virus, das die für die Infektabwehr des Körpers zuständigen weißen Blutzellen angreift und schrittweise außer Gefecht setzt.

Die HIV-Infektion kann durch homo- und heterosexuelle Kontakte übertragen werden, bei denen es zu einem Austausch von Körperflüssigkeiten, insbesondere Blut, kommt. In Europa und den USA stellen homo- oder bisexuelle Männer die Mehrheit der HIV-Infizierten; etwa 80 % aller Betroffenen stammen aus dieser Gruppe. Risikofaktor Nummer eins ist häufiger ungeschützter Analverkehr mit wechselnden Partnern. Die Übertragung des HI-Virus bei heterosexuellem Verkehr gewinnt aber zunehmend an Bedeutung; in Afrika ist dies der Hauptverbreitungsweg der Krankheit. Während die Zahl von Neuinfektionen in den Industrieländern annähernd stabil ist, breitet sich das Virus in Afrika geradezu epidemieartig aus. In Asien und Lateinamerika sind ähnliche Tendenzen zu erkennen.

Das Risiko, sich bei einem heterosexuellen Kontakt anzustecken, wird mit 0,1 % angegeben. Zugegeben, das Risiko erscheint nicht sehr groß, doch man sollte sich vor Augen führen, dass bereits ein einziger Sexualkontakt für eine Übertragung ausreichend ist. Eine Ansteckung über infizierte Blutkonserven oder andere Blutprodukte ist dank umfangreicher Sicherheitsmaßnahmen nahezu auszuschließen. Nicht übertragen wird das Virus durch Alltagskontakte mit HIV-Infizierten; das gemeinsame Benutzen von Besteck, Zahnbürsten, Rasierern und das Küssen gelten nach derzeitigem Wissensstand als ungefährlich. Ebenso wenig wird die Infektion über Insektenstiche übertragen.

Einmal infiziert, ist im Moment zumindest keine Heilung möglich, die Krankheit führt unweigerlich zum Tode durch bösartige Tumoren oder Infektionen. Seit nunmehr 15 Jahren wird fieberhaft an einem Impfstoff gearbeitet, leider bisher ohne einen Durchbruch. Zwar wurden in den letzten 10 Jahren beachtliche Erfolge mit antiviralen Medikamenten erzielt, diese können jedoch die Krankheit nicht heilen, sondern verzögern nur den Ausbruch des Endstadiums Aids. Daraus lässt sich unschwer ableiten, dass die Prävention einer Ansteckung mit dem HI-Virus die einzige wirksame Strategie gegen die Krankheit ist.

Obwohl uns schon tausendfach eingebläut wurde, dass „Safer Sex" vor der Ansteckung schützt, ignorieren viele diesen Rat. In den letzten Jahren ist bei vielen, gerade auch jungen Menschen eine gewisse Sorglosigkeit eingerissen. Die Plakataktion „Mach's mit!" muss zu Recht wachrütteln. Bei frisch verliebten Paaren erwartet man schon seit einiger Zeit einen HIV-Test vor dem ersten ungeschützten Sex – zu Recht, wie ich finde.

# Hoden und Fruchtbarkeit

## Hoden und Testosteron

Trifft eine Samenzelle mit einem Y-Chromosom auf eine Eizelle, trägt sie die wichtigste Information in sich, den Code nämlich, wie man viel Testosteron produziert. Dieses Testosteron ist der einzige Grund, warum sich aus der befruchteten Eizelle ein Junge entwickelt, der schon auf den ersten Ultraschallbildern nach einem winzigen Teil zwischen seinen Beinen untersucht wird (das auf das Gesicht der werdenden Väter ein versonnenes Lächeln zaubert und schon mal den Schalke-Strampler im Fanshop bestellen lässt), der dann als Junge niemals weinen darf, eine Lego-Ritterburg geschenkt bekommt und bei dem man schon mal ein Auge zudrückt, wenn er schlammbesudelt nach Hause kommt, aber als Torschützenkönig des Fußballturniers der Zehnjährigen gefeiert wurde.

Ein paar Jahre später passieren dann ganz merkwürdige Sachen; am Kinn und Genital sprießt ein zarter Flaum, die Stimmlage senkt sich, und eine männliche Statur gewinnt an Kontur. Wieder ist es das Testosteron, das aus dem Knaben einen Mann werden lässt.

## Recht kompliziert: die Hodenentwicklung

Der größte Teil des Testosterons wird in den Hoden gebildet, zudem aber auch in den Nebennieren. Entwickelt sich ein männlicher Säugling im Bauch der Mutter, zirkuliert bereits Testosteron durch sein Blut. Dies bewirkt unter anderem die Ausbildung der Hoden im Bauch des Säuglings rechts und links der Hauptschlagader. Von dort erhalten sie auch sauerstoffreiches Blut und geben ihr verbrauchtes Blut in eine der großen Bauchvenen wieder ab. Nun werden Sie vielleicht denken, ich drifte jetzt in medizinische Details ab – mag sein, aber diese Details sind später enorm wichtig für eine Reihe von Erkrankungen.

In diesem Entwicklungsstadium liegen die Hoden rechts und links der Bauchschlagader und nicht da, wo man sie eigentlich erwartet. In der späten Schwangerschaft passiert daher Folgendes: Von Hormonen gesteuert, bewegen sich die Hoden in Richtung Hodensack, stoßen aber auf halber Strecke auf die Bauchwand. Wohlweislich hat die Evolution an dieser Stelle eine Lücke gelassen, durch die die Hoden den Bauchraum verlassen und in den Hodensack wandern können. Diese Lücke ist der Leistenkanal, der einem Mann übrigens Zeit seines Lebens Scherereien machen kann. Auf dem Abstieg aus dem Bauch in den Hodensack ziehen die Hoden alle Versorgungsleitungen mit, die zuleitenden und ableitenden Blutgefäße, die Nervenverbindungen und den Samenstrang, der später die Spermien vom Hoden in Richtung Penis transportieren soll. Zudem beult der herabsteigende Hoden die Innenauskleidung des Bauches, das Bauchfell, nach außen und nimmt es mit in den Hodensack.

## Hodenhochstand: Was ist wann zu tun?

Diese Wanderung hört sich recht kompliziert an; das ist sie auch, und selbstredend kann auf dem Weg allerhand schiefgehen. Im Normalfall sind beide Hoden zur Geburt oder kurz danach im Hodensack angekommen und können dort ertastet werden. Ist dies nicht der Fall, spricht man von einem Maldeszensus, einem nicht geglückten Abstieg des Hodens. Bei etwa 3 von 100 Jungen, die zum errechneten Geburtstermin geboren werden, findet man einseitig keinen Hoden im Hodensack, bei 1–2 von 100 Knaben ist dies auf beiden Seiten der Fall. Diese Rate erhöht sich zwar etwas bei zu früh geborenen Jungen, jedoch wandern beide Hoden bei den allermeisten Knaben in den ersten Monaten nach der Geburt von allein hinab in den Hodensack. Nach 3 Monaten ist noch bei einem von 100 Knaben der Hoden nicht im Hodensack angekommen, meist muss man dann ein wenig nachhelfen. Diese Behandlung sollte noch im ersten Lebensjahr erfolgen, um ernsten Beschädigungen des Hodens vorzubeugen.

Bei einigen Knaben hilft eine hormonelle Behandlung, die durch eine Anregung der Testosteronproduktion ein Herabwandern des Hodens bewirken kann. Das Hormon wird dem Kind in der Regel als Nasenspray verabreicht. Hilft dies nicht, sollte eine kleine Operation erfolgen, bei der der Hoden in den Hodensack heruntergezogen und dort mit Nähten fixiert wird.

## Hodenwanderung: Warum der Aufwand?

Das Herunterwandern des Hodens aus dem Bauchraum in den Hodensack ist ein erheblicher Aufwand, der noch dazu von einigen Gefahren und Missgeschicken begleitet sein kann, und es stellt sich die Frage nach dem Sinn dieser Wanderung. Ab der Pubertät werden in den Hoden Spermien produziert und für einige Tage bis Wochen gelagert. Für eine normale Produktion und Lagerung der Spermien sind spezielle Voraussetzungen erforderlich, insbesondere sollte die Temperatur in der Umgebung des Hodens 2–3 °C unter der Körpertemperatur von 37 °C liegen. Aus diesem Grund wurden die Hoden im Verlauf der Evolution in eine Position außerhalb des Körpers verlegt, wo die Temperatur etwas unter der im Inneren des Körpers liegt.

Für die Blutzufuhr der Hoden hat sich nun die Natur einen ganz besonderen Mechanismus ausgedacht. Wenn ständig körperwarmes Blut durch die Hoden flösse, würde die Lage außerhalb des Körpers allein nämlich nicht viel nutzen, die Temperatur wäre trotzdem zu hoch. Daher hat die Evolution einen Kühlmechanismus ersonnen, der das Blut in den zuführenden Blutgefäßen um einige Grad herunterkühlt. Ganz eng an die zuführende Hodenarterie schmiegen sich zwei kleine Venen, die kälteres Blut vom Hoden zurück in den Bauch führen und eine Art Durchlaufkühlung ermöglichen. Der Erfolg ist beachtlich: Die Temperatur des den Hoden erreichenden Blutes sinkt um 2–5 °C.

Wandern nun einer oder beide Hoden nicht rechtzeitig in den Hodensack oder wird nach der Geburt nicht innerhalb des ersten Lebensjahres eine erfolgreiche Behandlung des Problems vorgenommen, ist das Hodengewebe über einen langen Zeitraum einer zu hohen Temperatur ausgesetzt. Da das Gewebe des Hodens nicht für eine solche Umgebungstemperatur geschaffen ist, können Komplikationen auftreten, die ich Ihnen kurz näherbringen möchte. Zum einen kann die Fruchtbarkeit erheblich leiden, wenn man es in der Kindheit versäumt hat, einen Hodenhochstand zu behandeln. Ist das Problem beidseitig und gar erst nach der Pubertät behoben worden, kann sogar eine Unfruchtbarkeit resultieren. Zum anderen ist in einem nicht in den Hodensack gewanderten Hoden das Risiko einer bösartigen Entartung des Hodengewebes um den Faktor 40 erhöht. Neben den beiden Hauptrisiken Unfruchtbarkeit und Entartung sind auch das Risiko für einen Leistenbruch und eine Hodenverdrehung erhöht, darauf werde ich aber später noch zu sprechen kommen.

## Hoden und äußeres Genitale des erwachsenen Mannes

Zunächst zurück in die Kindheit. Liegen beide Hoden an Ort und Stelle, steht einer weiteren Entwicklung nichts im Wege. Diese kommt allerdings erst in der Pubertät so richtig in Gang, zu dieser Zeit bildet sich wiederum unter Hormoneinfluss das Genitale des erwachsenen Mannes heraus. Der Hodensack wird aus einer speziellen Haut gebildet, der sogenannten Skrotalhaut, die nur mäßig behaart, aber dafür reichlich mit Pigmenten durchsetzt ist und fast ohne Fettschicht auskommt. Die Skrotalhaut ist ähnlich wie die Penishaut extrem dehnbar und kann sich dank der Muskelzellen in ihrer Wand gut an verschiedene Umgebungstemperaturen anpassen. Nach einem Wohlfühlbad in der Badewanne ist sie meist glatt und ohne Falten, nach dem Schwimmen in einem schwedischen Fjord hingegen zerklüftet und eher schrumpelig.

An der Unterseite des Penis und des Hodensacks verläuft im Übrigen eine sehr interessante Linie. Da meist dunkler als die Haut daneben, ist sie bei den meisten Männern recht gut zu erkennen. Diese Linie ist ein Relikt Ihrer Entwicklung als Embryo, an dieser Stelle nämlich erfolgte einst die Verschmelzung der rechten und linken Hodenanlage zum geschlossenen Hodensack.

Im Hodensack sind zwei Abteilungen für die beiden Hoden durch eine dünne Haut getrennt. Unter der Skrotalhaut sind die Hoden in sieben weitere Hüllschichten gebettet, die arme Studenten der Medizin auswendig lernen müssen. Mit Details will ich Sie allerdings nicht überschütten, nur so viel: Eine dieser Schichten ist der sogenannte Kremastermuskel. Dieser Muskel umschließt den Hoden und kann ihn bei Bedarf nach oben ziehen. In kalter Umgebung zum Beispiel kann der Muskel den Hoden näher an den Körper holen, nach einem warmen Bad entspannt er sich und der Hoden hängt entsprechend tiefer. Hier nun gibt es wieder einen Reflex, den Sie an sich selber testen können.

Den sogenannten Kremasterreflex kann man am besten in warmer Umgebung auslösen, in der Regel reicht ein leichtes Bestreichen der Innenfläche Ihres Oberschenkels, um ein deutlich sichtbares Zucken des Hodens der entsprechenden Seite auszulösen. Probieren Sie es einfach selbst aus, oder lassen Sie es Ihre Partnerin oder Ihren Partner versuchen, dieser Reflex ist einer der unterhaltsamsten, den die Urologie so zu bieten hat.

Nun aber zu den Hoden selber. Mit der bekannten charakteristischen Form ist bei den meisten Männern einer der beiden Hoden geringfügig kleiner als der andere, durchschnittlich 4–5 cm lang, 3 cm breit und 2,5 cm tief. Bei den meisten Männern ist der rechte Hoden erheblich besser durchblutet als der linke, den Grund dafür kennt man bisher nicht. Das Volumen liegt im Durchschnitt bei 15–25 ml (Milliliter) und kann heute einfach mit einem Ultraschallgerät bestimmt werden.

Noch bis vor wenigen Jahren hat man sich dabei auf das sogenannte Orchidometer nach Prader verlassen, das der Kinderarzt Prof. Andreas Prader in den sechziger Jahren an der Universität Zürich entwickelte. Dieses Messinstrument für die Hodengröße besteht aus zwölf farbig lackierten und polierten Holzeiern, die in ansteigender Größe auf einer Schnur aufgefädelt oder in einer Box sortiert sind. Will man nun die Größe eines Hodens bestimmen, nimmt man ein Holzei in die eine und den echten Hoden in die andere Hand. Durch vergleichendes Betasten bestimmt der Arzt die Größe und wählt dann das entsprechende Holzei aus, das seiner Meinung nach der Größe des echten Hodens entspricht. Praktischerweise ist dann auf dem Holzei das Volumen bereits vermerkt. Nach einer kurzen Lernphase kann man die Größe der Hoden mit dieser einfachen Methode erstaunlich genau bestimmen, insbesondere bei Kindern wird sie hier und da noch angewendet.

## Hoden: Hier werden Spermien und Testosteron produziert

Wenden wir uns aber den Aufgaben zu, die den Hoden nach der Pubertät zugedacht ist. Zum einen ist dies die Produktion von Testosteron und zum anderen die Bildung von Samenzellen oder auch Spermien. Das

Gewebe eines jeden Hodens besteht aus 200–300 kleinen Abteilungen, in denen sich jeweils ein oder mehrere in der Form eines U zusammengefaltete Hodenkanälchen drängen. Auseinandergezogen ist eines dieser Kanälchen knapp 1 m lang, sodass sich pro Hoden eine Länge von einigen hundert Metern ergibt. In der Wand dieser Kanälchen finden wir die Zellen, die für die Produktion von Spermien verantwortlich zeichnen, man nennt sie Sertoli-Zellen. In diesen Zellen werden die Vorstufen der Spermien gebildet und in die Kanälchen abgegeben.

Für die Bildung der Spermien ist eine Reihe von Faktoren notwendig, als erstes und wichtigstes das Testosteron. Das Hormon wird praktischerweise gleich nebenan in den sogenannten Leydig-Zellen des Hodens produziert und erreicht hier eine 100fach höhere Konzentration als sonst im Körper. Von den Leydig-Zellen gelangt es zum einen in die Blutbahn und sorgt beispielsweise für die sexuelle Lust und zum anderen direkt in die Sertoli-Zellen, wo es die Produktion von Spermien ankurbelt. Weiterhin ist für die Samenzellenproduktion Vitamin A notwendig, wohingegen Alkohol die Produktion von Spermien eher hemmt, was bei Alkoholikern schon mal zu einer Unfruchtbarkeit führen kann. In allen Kanälchen werden die unreifen, noch nicht ganz fortpflanzungsbereiten Samenzellen gesammelt und in Richtung Hodenausgang transportiert.

## Durchgangsstation: Nebenhoden und Samenleiter

Am Hodenausgang beginnt der Nebenhoden, den Sie einmal bei sich selbst suchen sollten. Der Nebenhoden befindet sich im Prinzip hinten seitlich am Hoden. Er beginnt am oberen Pol des Hodens und tastet sich als ein wenige Zentimeter langer Strang, der am Hoden hinabzieht und dort in den Samenleiter übergeht. Wenn Sie den Nebenhoden suchen, sollten Sie sehr vorsichtig tasten, insbesondere der Anfangsteil ist recht empfindlich. Im Inneren des Nebenhodens befindet sich der 5–6 m lange Nebenhodengang auf wenige Zentimeter aufgeknäuelt. Der Gang ist mit Samenzellen ausgefüllt, die in einem Sekret schwimmen, das sie ernährt, aber auch ihre Beweglichkeit einschränkt. Das macht insofern Sinn, dass die Spermien nicht schon hier ihre Energie sinnlos verschleudern.

Die Spermien benötigen in der Regel 1–2 Wochen, um den Nebenhodengang zu passieren. Während dieser Zeit reifen die Samenzellen bis zur Befruchtungsfähigkeit, und nicht befruchtungsfähige Spermien werden hier aussortiert. Wenden wir uns zunächst den Samenzellen im Nebenhoden zu. Dieser setzt sich in den Samenleiter fort, der ihn mit der Harnröhre verbindet. Etwa 30–35 cm lang verläuft er zunächst gewunden und später gestreckt nach oben zur Bauchwand und verschwindet im Leistenkanal. Zuvor jedoch kann man ihn recht gut ertasten, und das einmal auszuprobieren, möchte ich Ihnen wiederum ans Herz legen. Am besten in warmer Umgebung unter der Bettdecke oder in der Badewanne nehmen Sie die Haut des Hodensacks kurz unter der Penisbasis (der Ansatz des Penis am Körper) zwischen zwei Finger und fahnden Sie nach einem recht harten Strang mit dem Kaliber einer Bleistiftmine. Es braucht ein wenig Geduld, aber nach ein paar Minuten haben Sie ihn gefunden. Wahrscheinlich werden Sie erstaunt sein über diesen winzigen Strang, der allein alle Samenzellen vom Nebenhoden bis zur Harnröhre transportiert. An dieser sehr leicht zugänglichen Stelle kann im Übrigen auch eine Unterbindung des Samenleiters zur Sterilisierung des Mannes vorgenommen werden, wenn er es denn nach einer abgeschlossenen Familienplanung wünscht. Zur genauen Technik werden wir später noch kommen.

Nachdem der Samenleiter durch den Leistenkanal wieder im Inneren des Bauchs verschwunden ist, verläuft er in einem Bogen nach unten zur Harnblase und mündet in den Spritzkanal. Dieser verläuft quer durch die Prostata und mündet seinerseits in die Harnröhre. Dorthin werden die Samenzellen kurz vor einem Samenerguss transportiert und mit den Sekreten der Prostata und der Samenbläschen zum endgültigen Ejakulat, der Samenflüssigkeit, vermischt. Der Samenleiter ist durch eine starke Wandmuskulatur in der Lage, sehr schnell Spermien aus dem Nebenhoden in die Harnröhre zu transportieren, damit diese für den Samenerguss bereitstehen.

## Samenerguss und Orgasmus

Wenden wir uns nun einem für die Fortpflanzung elementaren Vorgang zu, dem Samenerguss. Die gelegentlich mystifizierte Ejakulation beruht eigentlich auf einem automatisch ablaufenden Reflex, der, sobald einmal ausgelöst, nicht mehr willentlich gestoppt werden kann. Eine Vielzahl von Nervenbahnen und Muskeln ist an einer Ejakulation beteiligt, die nur funktioniert, wenn alle beteiligten Systeme intakt sind. Rezeptoren an der Eichel werden beim Koitus, beim Oralsex oder der Masturbation erregt und senden Impulse an das Rückenmark, die dort registriert und an das Gehirn weitergeleitet werden. In dem Teil der Großhirnrinde, der für die Aufnahme von Empfindungen verantwortlich ist, werden nun Antworten auf die eingehende Stimulation generiert, die dazu anregen, mit der Stimulation weiterzumachen.

Üblicherweise sind dies die angenehmen Gefühle, die wir bei einer sexuellen Stimulation empfinden. Es ist im Übrigen kein schlechter Schachzug der Natur, uns mit Spaß zur Fortpflanzung zu bewegen. Stellen Sie sich nur einmal vor, eine sexuelle Stimulation wäre statt von angenehmen Empfindungen von Ohrensausen, Übelkeit oder gar Schmerz begleitet – kein Mensch hätte nach ein paarmal ausprobieren mehr Lust auf Sex, und die Menschheit wäre längst ausgestorben! Stattdessen macht Sex Spaß und generiert auch noch das Gefühl der Gefühle, den Orgasmus.

Im Prinzip bilden Orgasmus und Samenerguss eine Einheit von mehr oder weniger gleichzeitig ablaufenden Ereignissen. Neben der Großhirnrinde ist auch noch das Zwischenhirn sowie das Rückenmark auf Höhe des unteren Brustmarks und des Lendenmarks involviert. Von dort aus werden die Samenblasen und die Prostata angeregt, Sekret in die Harnröhre abzugeben. Zur gleichen Zeit werden Samenzellen aus dem Nebenhoden durch den Samenleiter in die Harnröhre transportiert und dort mit dem Sekret aus den Drüsen vermischt. Dieser Vorgang des Ausströmens von Flüssigkeit und Samenzellen wird auch als Emission bezeichnet.

Erreicht nun die Stimulation an der Eichel eine gewisse Intensität, kann die Schwelle zur Auslösung des Ejakulationsreflexes erreicht und schließlich überschritten werden. Bis zu einem gewissen Punkt ist eine willentliche Kontrolle noch möglich, nach Überschreiten der genannten Schwelle jedoch läuft der Samenerguss ohne unser Zutun ab. Aus dem unteren Rückenmark werden Impulse zu den Muskeln des Beckenbodens gesendet, die dann durch eine rhythmische Kontraktion das Ejakulat nach außen befördern. Hier nun kommt neben dem Ischiocavernosus-Muskel wieder der Bulbocavernosus-Muskel ins Spiel, der bereits im Penis-Kapitel dieses Buches samt dem dazugehörigen Reflex Erwähnung fand (siehe S. 16). Diese Kontraktionen gehen mit dem Gefühl des Orgasmus einher und werden als besonders lustvoll empfunden.

Die Anzahl und Stärke der rhythmischen Muskelkontraktionen ist von Orgasmus zu Orgasmus recht variabel, je mehr man davon spürt und je stärker sie sind, desto intensiver wird im Allgemeinen auch der Orgasmus empfunden. Nach Erreichen der Orgasmusschwelle folgen die ersten Muskelkontraktionen sehr schnell aufeinander, mit der Zeit wird das Intervall dann ein wenig länger. In einer amerikanischen Untersuchung traten bei gesunden Versuchspersonen in einer Zeit von 15–25 Sekunden zwischen 10 und 15 dieser Kontraktionen auf. Wieder etwas zum Ausprobieren – viel Spaß beim Zählen!

Wie lange ein Orgasmus durchschnittlich dauert, ist sehr variabel; wirklich verlässliche Normwerte gibt es nicht. Zum einen gestalten sich solche Studien technisch recht schwierig, und zum anderen weiß man nicht genau, was man eigentlich messen soll. Einschlägige Ratgeberblättchen verbreiten immer wieder, dass der weibliche Orgasmus länger dauert als der männliche. Aus den wenigen vorhandenen Daten allerdings geht genau das Gegenteil hervor, die mittlere Dauer des Orgasmus lag bei Männern bei 26 Sekunden, bei Frauen hingegen lediglich bei 17 Sekunden.

Bei Frauen ist nach Erreichen des Orgasmus prinzipiell nach wenigen Augenblicken ein erneuter Orgasmus möglich, sofern die Stimulation anhält. Bei Männern hingehen gibt es die sogenannte Refraktär- oder Unempfindlichkeitszeit, die multiple Orgasmen verhindert (siehe S. 23). Zwar wurden immer mal wieder bei einzelnen Männern multiple Orgasmen mit und ohne Samenerguss beobachtet, aber aus diesen Einzelfällen Rückschlüsse für die Allgemeinheit zu ziehen, fällt schwer.

## „Rechtzeitiger" oder vorzeitiger Samenerguss?

Jeder dritte Mann leidet an einem vorzeitigen Samenerguss. Das Problem des vorzeitigen Samenergusses ist ein schwer fassbares Phänomen, und ich will Ihnen auch erklären, warum. Damit man von einem vorzeitigen Erguss sprechen kann, muss man vorher definieren, was ein rechtzeitiger Erguss ist. Und genau da liegt das Problem, denn niemand war bisher in der Lage festzustellen, was rechtzeitig heißt. In jedem Falle vorzeitig ist ein Samenerguss, der noch vor dem Eindringen in die Partnerin oder kurz danach stattfindet. Alles spätere jedoch ist individuell und situativ einzuordnen und lässt sich nicht in eine Definition zwängen. Ein 30-Sekunden-Quickie auf der heimischen Waschmaschine kann bekanntermaßen für beide ein geniales Erlebnis sein, ebenso wie eine halbstündige Dauerekstase an einem karibischen Sandstrand. Das Phänomen „vorzeitiger Samenerguss" entsteht aus einer Diskrepanz von Realität und Erwartung und hat oft erhebliche Auswirkung auf die Harmonie in einer Beziehung.

Insbesondere nach einer einschlägigen Diskussion unter Männern im Freundeskreis haben Sie sich vielleicht schon einmal die Frage gestellt, wie lange ein Koitus eigentlich dauern soll. Diese Frage ist gar nicht so leicht zu beantworten, niemand weiß das nämlich genau, oder vielmehr, niemand hatte bisher den Mut, einen Normalwert festzulegen. Im Grunde hat ein solcher Normalwert auch keinen Sinn, denn es gilt das, was ich gerade von der Waschmaschine und dem karibischen Sandstrand erwähnt habe. Auf gar keinen Fall sollten Sie den vollmundigen Schilderungen mancher Männer glauben, die sich oft ins Unrealistische versteigen, wenn es darum geht, wie lange bei ihnen der Sex dauert. Alles Legende oder gar getrübte Wahrnehmung, denn die meisten Männer überschätzen die Zeit, die ein Koitus vom Beginn bis zum Erguss effektiv dauert, erheblich. Dies gilt im Übrigen auch für Frauen, selbst wenn in den diversen Ratgebern häufig das Gegenteil steht.

Bei männlichen und weiblichen Studenten hat man bereits vor rund 30 Jahren beobachtet, dass Männer und Frauen die Koitusdauer sehr unterschiedlich einschätzen. In einer Studie hat man beiden Geschlechtern einen Film gezeigt, in dem ein Paar beim Vorspiel und schließlich beim Koitus zu sehen war. Anschließend wurden Frauen und Männer gebeten, die Dauer des Vorspiels und die Dauer des Koitus zu schätzen. Während die Dauer des Vorspiels von beiden Geschlechtern annähernd richtig geschätzt wurde, überschätzten sowohl Frauen als auch Männer die Dauer des Koitus erheblich, wobei die Frauen wesentlich stärker danebenlagen als die Männer. Der Koitus im Film dauerte effektiv 2 Minuten und 50 Sekunden, die Männer schätzten 4 Minuten 31 Sekunden und die Frauen mit 5 Minuten und 33 Sekunden gar doppelt so lange. Aus diesem Grund haben auch alle Untersuchungen zu diesem Thema, die auf subjektiv geschätzten Zeiten beruhen, nur begrenzte Aussagekraft.

Wieder einmal müssen harte, objektive Fakten her, und hier sind sie. In einer japanischen Untersuchung wurde bei gesunden Freiwilligen eine manuelle Stimulation des erigierten Penis vorgenommen und dann die Zeit vom Beginn der Stimulation bis zur Ejakulation gemessen. Um eine standardisierte Stimulation bei jedem Probanden zu gewährleisten, wurde jeder Einzelne von derselben Frau nach einem vorher festgelegten Protokoll manuell bis zum Samenerguss stimuliert. Auch wenn das Studiendesign ethisch recht fragwürdig ist, liefert die Studie doch eine interessante Erkenntnis: Die jungen Männer kamen im Mittel nach 156 Sekunden ununterbrochener Stimulation, also nach rund 2,5 Minuten.

Von der Theorie zur Praxis. Urologen der Universität Köln haben meines Wissens als erste Wissenschaftler einen echten Praxistest durchgeführt, indem sie Paare die Zeit vom Beginn des Koitus, also vom Eindringen in die Partnerin, bis zum Samenerguss messen ließen. Hierzu wurden die Partnerinnen der an der Studie beteiligten Männer instruiert, die betreffende Zeit mit einer Stoppuhr zu messen. Drei verschiedene Gruppen von Männern nahmen teil: erstens Männer, die das Gefühl von sich hatten, zu früh zu kommen, zweitens Männer, die mit ihrem Sexualleben zufrieden waren, und drittens Männer, die beruflich häufig mit dem Thema Sexualität zu tun hatten, das waren Urologen. Jeweils 15 Paare pro Gruppe haben je dreimal die Zeit des Koitus gemessen, dann wurde ein Mittelwert pro Gruppe gebildet.

In der Gruppe der Paare, bei denen der Mann das Gefühl hatte, zu früh zu kommen, vergingen durchschnittlich 2 Minuten und 32 Sekunden vom Eindringen in die Partnerin bis zum Samenerguss. Interessanterweise war die Zeit bei den Paaren, die mit ihrem Sexualleben zufrieden waren, mit 3 Minuten und 1 Sekunde nur um eine halbe Minute länger. Bei Paaren hingegen, bei denen der Mann sich beruflich mit dem Thema Sexualität auseinandersetzt, dauerte der Koitus mit 5 Minuten und 58 Sekunden knapp doppelt so lange wie bei den sexuell zufriedenen Paaren.

Zweierlei Schlussfolgerungen lassen sich aus diesen Ergebnissen ziehen. Zum einen unterstreicht der geringe Unterschied zwischen den mit der Zeit des Geschlechtsverkehrs zufriedenen und nicht zufriedenen Paaren die enorme individuelle und partnerschaftliche Subjektivität dessen, was als befriedigend oder zu kurz empfunden wird. Zum anderen ist die reine Dauer des Koitus ja nur eine Komponente einer befriedigenden Sexualität; partnerschaftliche Harmonie, den Partner zu kennen und ihm zu vertrauen und auf seine Wünsche eingehen zu können, ist ebenso von elementarer Bedeutung.

Im Jahre 2005 veröffentlichten niederländische Wissenschaftler eine große Studie zum Thema und ließen 500 Paare aus sechs europäischen Ländern wiederum mit Hilfe einer Stoppuhr die Zeit vom Eindringen des Penis in die Vagina bis zum Samenerguss messen. Die mittlere Zeit bis zum Samenerguss lag in der Gesamtgruppe bei 5,4 Minuten, wobei sich die Werte von 0,55 bis 44,1 Minuten verteilten. Man untersuchte dann verschiedene Altersgruppen und fand heraus, dass die Koituszeit mit dem Alter abnahm. So lag die mittlere Zeit vom Eindringen bis zum Erguss in der Gruppe von 18 bis 30 Jahren bei 6,5 Minuten, in der Gruppe über 51 Jahre jedoch nur bei 4,3 Minuten. Auch geographisch fand man erhebliche Unterschiede, bei Paaren aus der Türkei lag die Zeit mit 3,7 Minuten (0,9–30,4 Minuten) deutlich unter der Zeit der anderen europäischen Länder. Interessanterweise hatte die Benutzung eines Kondoms in dieser Untersuchung keinen Einfluss auf die Dauer des Koitus.

In einer Untersuchung in Amerika aus dem Jahr 2003 hat man 1320 Männer telefonisch nach einer möglichen vorzeitigen Ejakulation befragt und Erstaunliches herausgefunden. Insgesamt fanden 18 % der befragten Männer, dass sie immer bis fast immer zu früh ejakulieren. Für Männer unterschiedlicher Herkunft sah das so aus: Unter den befragten Männern weißer Hautfarbe waren es 16 %, unter den Männern schwarzer Hautfarbe immerhin 21 % und unter den Männern lateinamerikanischer Abstammung waren es sage und schreibe 29 %.

Heißt das, unter den Latin Lovers kommt also fast jeder Dritte zu früh? Genau das heißt es nicht, und da sind wir wieder bei der Subjektivität des Problems, denn jeder Mann definiert das „Zu-früh-Kommen“ anders. Allerdings gaben in der besagten Studie auch erheblich mehr Männer lateinamerikanischer Abstammung an, noch vor dem Eindringen in die Partnerin zu ejakulieren, nämlich 16 %, im Vergleich dazu waren es bei den schwarzen Männern 9 % und bei weißen Männern 3 %. Vorher ist definitiv zu früh; ein wenig bröckelt der Mythos Latin Lover dann doch. Ähnliche Ergebnisse zeigten auch frühere Untersuchungen aus den neunziger Jahren: Von 1410 Männern zwischen 18 und 59 Jahren gaben 29 % aller Befragten an, von einer vorzeitigen Ejakulation betroffen zu sein. Damit ist dieses Problem die häufigste Sexualfunktionsstörung des Mannes – Grund genug, uns ausführlich mit dem Problem zu befassen.

Ab wann ist nun eine Ejakulation vorzeitig? Im Grunde dann, wenn entweder sie, er oder beide finden, das er zu früh kommt. Dabei ist nicht die absolute Zeit vom Beginn des Koitus bis zum Samenerguss das Kriterium, sondern die subjektive Empfindung eines Partners oder beider Partner, dass der Koitus zu schnell geht. Ausgenommen sind natürlich die Männer, die noch vor dem Eindringen in die Partnerin ejakulieren. Bei allen anderen, und das ist die übergroße Mehrheit, besteht eine Diskrepanz zwischen der Erregbarkeit beider Partner; meist ist es die Partnerin, die eine längere Stimulation bis zu einem Orgasmus braucht als er die Ejakulation zurückhalten kann.

Hier liegt nun ein wichtiges Problem, denn die Zeitspanne, die eine Frau bis zum Erreichen der für einen Orgasmus ausreichenden Erregung benötigt, ist ebenso individuell unterschiedlich wie das Empfinden der Frau, wie lange ein Koitus zu dauern habe. Mitunter kann es also passieren, dass eine Frau einen objektiv nicht zu kurzen Koitus subjektiv als zu kurz empfindet, und der Mann meint, er käme zu früh, weil seine Partnerin einfach länger bis zu einem Orgasmus braucht. Ja, so kompliziert ist das!

Die nun wirklich von einem vorzeitigen Samenerguss betroffenen Männer sind nicht in der Lage, die Ejakulation so lange zu kontrollieren, dass der Koitus für beide Partner befriedigend ist. Kommt es ständig oder wiederholt nach bereits minimaler sexueller Stimulation zu einem Samenerguss, ohne dass der betroffene Mann es wünscht, und leiden er, seine Partnerin und die Partnerschaft unter der Situation, handelt es sich sicher um eine interventionsbedürftige Situation.

## Wieder zu schnell gekommen: Ursachen und Behandlung

Die Ursachen für das Problem können vielfältig sein, man unterscheidet eine körperlich bedingte von einer psychogen bedingten Variante des vorzeitigen Samenergusses. Zu den körperlich bedingten Ursachen können übererregbare Penisnerven, eine Entzündung, zum Beispiel der Prostata, oder auch Nebenwirkungen eingenommener Medikamente zählen. Sollten Sie also das Gefühl haben, nach der Einnahme eines neuen Medikaments die Ejakulation schlechter als vorher kontrollieren zu können, wenden Sie sich an Ihren Urologen, er wird Sie nicht nur beraten, er wird auch andere mögliche körperliche Ursachen für die vorzeitige Ejakulation ausschließen.

Psychogene Ursachen können vielschichtig sein, Stress und Leistungsdruck im Alltag, im Job oder in der Partnerschaft kommen ebenso in Frage wie sexuelle Unerfahrenheit oder eine psychische Erkrankung. Hier kann ein speziell ausgebildeter Psychotherapeut mit einer Verhaltenstherapie oder unter Einbeziehung des Partners mit einer Paartherapie helfen. Eine solche Therapie wird meist als Kurs über mehrere Wochen zusammen mit dem Partner und unter Anleitung eines Therapeuten angeboten. In den einzelnen Sitzungen werden Entspannungstechniken erlernt und Fähigkeiten herausgebildet, sich selbst und die Partnerin über längere Zeit hinweg sexuell zu stimulieren, ohne dass es unbedingt zu einer Erektion oder gar einer Ejakulation kommt. Ziel dieser Übungen ist es, bestehende ungünstige Verhaltensmuster abzulegen, die Kontrolle über den eigenen Körper zu verbessern und die Harmonie und das Verständnis in der Partnerschaft zu verbessern. Ein befriedigendes Ergebnis kann mit der Verhaltenstherapie aber meist nur bei etwa drei von zehn Männern erreicht werden, sodass in vielen Fällen eine weitere Behandlung notwendig ist.

Liebe Leser, falls Sie das Gefühl haben, an einer vorzeitigen Ejakulation zu leiden und dies Ihre oder die sexuelle Befriedigung Ihrer Partnerin oder Ihres Partners einschränkt, dann scheuen Sie sich nicht, Rat und Behandlung bei Ihrem Urologen zu suchen. In einer ersten Konsultation wird er ein ausführliches Gespräch mit Ihnen führen, Sie untersuchen und Ihnen die möglichen Behandlungsoptionen erklären. Mitunter helfen bereits banale Tricks, die Ejakulation deutlich hinauszuzögern und besser zu kontrollieren.

In einem Versuch hat man vor einigen Jahren herausgefunden, dass Männer, die an einer vorzeitigen Ejakulation leiden, deutlich empfindlicher auf eine Vibrationsstimulation des Penis reagieren als Männer mit normalem Samenerguss. Diese Überempfindlichkeit der Penisnerven kann dazu führen, dass die Schwelle für das Auslösen der Ejakulation schneller erreicht wird und der Mann folglich zu früh kommt. Durch das Tragen eines Kondoms zum Beispiel werden die überempfindlichen Penisnerven während des Koitus weniger stark aktiviert, was zu einer Verlängerung des Liebesspiels führen kann. Ebenso kann die Technik des Verkehrs die Penisnerven mehr oder weniger stark stimulieren; bei langen Bewegungen des Penis werden die Nervenendigungen stärker an der Wand der Scheide stimuliert als bei kürzeren oder kreisenden Bewegungen. Die sogenannte Start-Stopp-Technik basiert auf einem Innehalten beim Koitus oder der Masturbation, kurz bevor es zu einer Ejakulation kommt. Mit Hilfe dieser Technik und einiger geduldiger Übung können Sie eine bessere Kontrolle über den Samenerguss erlernen und so die Zeit bis zum Orgasmus schrittweise verlängern.

Eine ähnliche Übung ist das Zusammendrücken des Penis nach einer ganz bestimmten Technik. Kurz bevor Sie das Gefühl einer unmittelbar bevorstehenden Ejakulation haben, drücken Sie mit zwei Fingern direkt unterhalb der Eichel den Penis zusammen, wobei es wichtig ist, dass ein Finger direkt am Vorhautbändchen die darunterliegende Harnröhre komprimiert. Drückt man nämlich kurz vor einer Ejakulation in der beschriebenen Technik den Penis zusammen, lässt der Drang zur Ejakulation sofort spürbar nach, und die Lage entspannt sich. Mit Hilfe dieser Technik können Männer zum einen erlernen, den Samenerguss beim Koitus hinauszuzögern, und zum anderen können sie ein Stück Kontrolle über ihren Körper und die Ejakulation zurückerlangen. Auch wenn Sie mit Ihrem Sexualleben zufrieden sind – probieren Sie einfach einmal diese Technik aus, Sie werden verblüfft sein, wie gut dieser einfache Trick funktioniert.

Ändern die beschriebenen Techniken oder ein Kondom nichts, kann vielleicht eine lokal betäubende Salbe helfen, die eine halbe Stunde vor dem Koitus mit einem Kondom auf den Penis aufgetragen wird. Diese Salbe führt zu einer gewissen Betäubung der Nervenendigungen und kann so den Samenerguss bei acht von zehn Männern hinauszögern. Nach ein paar Anwendungen hat man sogar durch eine Anpassung der Einwirkzeit die Möglichkeit, die Wirkung an die individuellen Bedürfnisse anzupassen. Vor dem Geschlechtsverkehr muss die Salbe mit Seife gründlich abgewaschen werden, denn die Vagina der Partnerin soll schließlich nicht auch unempfindlich werden. Neben der gerade genannten und unter dem Namen EMLA® vertriebenen lokal betäubenden Salbe ist seit einigen Jahren ein pflanzliches Produkt unter dem Namen SS-Cream® erhältlich, das wohl eine vergleichbare Wirkung hat.

Zeigen all diese Tricks und Behandlungen keine Wirkung, kann auch eine medikamentöse Therapie versucht werden. Allerdings sollten Medikamente nur wirklich schweren Fällen vorbehalten bleiben, bei denen ein großer Leidensdruck vorhanden ist und die auf keine andere Therapie ansprechen. Für eine solche Therapie kommen Wirkstoffe in Frage, die eigentlich zur Behandlung von Depressionen entwickelt worden waren und bei denen man später feststellte, dass sie neben der Depressionsbehandlung auch eine Unterdrückung der Ejakulation bewirken. Daraufhin beschloss man, diese Substanzen gegen eine vorzeitige Ejakulation einzusetzen. Jeweils 4–6 Stunden vor einem geplanten Koitus eingenommen, können sie in der Tat die Zeit vom Beginn des Koitus bis zum Samenerguss verlängern. Ein Beispiel für eine solche Substanz ist die unter dem Namen Anafranil® vertriebene Substanz Clomipramin, die in mehreren Studien die Zeit vom Beginn des Koitus bis zur Ejakulation verlängern konnte.

Ebenso wirksam sind die sogenannten Serotonin-Wiederaufnahme-Hemmstoffe, die die Konzentration des freien und damit wirksamen Botenstoffs Serotonin im Gehirn erhöhen und damit einen hemmenden Effekt auf die Ejakulation ausüben. Auch wenn Substanzen wie Sertralin oder Fluoxetin in mehreren Untersuchungen eine positive Wirkung auf die Ejakulationszeit hatten, bleiben ihr Einsatz und ihr Nutzen ebenso wie der von Clomipramin weiter umstritten. Zudem haben die genannten Substanzen erhebliche Nebenwirkungen; sie können unter anderem Übelkeit, Kopfschmerzen und Müdigkeit verursachen und ihrerseits auch noch die Erektionsfähigkeit beeinträchtigen, was nun ganz und gar nicht erwünscht ist. In jüngster Zeit gibt es immer wieder Berichte, dass die unter dem Namen Viagra® bekannte Substanz Sildenafil neben der Erektionsfähigkeit auch die vorzeitige Ejakulation bessern kann, der dem Effekt zugrunde liegende Mechanismus ist jedoch noch nicht richtig klar.

## Samenflüssigkeit und Fruchtbarkeit

Nachdem wir uns ausführlich mit dem Vorgang der Ejakulation beschäftigt haben, wenden wir uns nun dem Ejakulat als solchem zu. Die Samenflüssigkeit wird beim Samenerguss durch rhythmische Kontraktionen der Muskeln des Beckenbodens aus der Harnröhre nach außen befördert. Dass dies mit beachtlichem Druck geschehen kann, weiß jeder von uns. Vor einem Erguss jedoch wird auf eine sexuelle Stimulation hin aus kleinen Drüsen in der Harnröhre und der Prostata eine kleine Menge eines klaren Sekretes abgegeben, das dann die Penisspitze befeuchtet und auch auf der Innenseite der Unterhose seine Spuren hinterlässt. Schon diese wenigen Tropfen können Samenzellen enthalten, und nicht wenige Kinder sind in Unkenntnis dieser Tatsache in die Welt gesetzt worden. Die Hauptportion der Samenflüssigkeit besteht aus den Sekreten mehrerer Drüsen und den Samenzellen, in der Regel sind es insgesamt zwischen 2 und 6 ml. Die mit 1,5–2 ml größte Portion liefern die Samenbläschen, von denen jeder Mann zwei hat und die links und rechts der Prostata liegen. Die Prostata steuert rund 0,5 ml bei, die Drüsen der Harnröhre insgesamt 0,1–0,3 ml. Diesem Gemisch werden die Samenzellen aus dem Samenleiter und dem Nebenhoden beigefügt. Das nun fertige Ejakulat ist aber keine richtige Flüssigkeit, sondern hat eher eine gelartige Konsistenz, die durch eine Substanz aus den Samenbläschen hervorgerufen wird, die bindende Eigenschaften hat.

Ist eine gewisse Stimulationsintensität an der Eichel erreicht, erfolgt der vom Orgasmus begleitete Erguss der Samenflüssigkeit. Das weißlich trübe Ejakulat hat einen charakteristischen Geruch. In alten Lehrbüchern der Urologie steht, frisches Ejakulat habe einen Geruch, der an Kastanienblüten erinnere. Leider wusste ich nie so recht, wie Kastanienblüten riechen, bis ich vor einigen Jahren in Eile und recht unkritisch in das Shampoo-Regal im Supermarkt griff, um dann eines mit sicher chemischem Kastanienblütenduft zu erwischen. Nun ähnelt mitunter Shampoo in Konsistenz und Farbe unserem momentanen Thema, aber nun auch noch ein charakteristischer Geruch war des Guten doch zu viel. Da ich offenbar nicht der Einzige war, dem die merkwürdige Ähnlichkeit aufgefallen war, wollte sich die an sich brillante Idee eines führenden Shampookonzerns nicht so recht durchsetzen.

Nach dem Erguss verändert das Ejakulat innerhalb weniger Minuten seine Konsistenz; unter dem Einfluss von Enzymen aus der Prostata verflüssigt sich die gelartige Masse. Fehlen diese Enzyme, bleibt die Verflüssigung aus. Ob dies allerdings einen Einfluss auf die Zeugungsfähigkeit hat, ist nicht sicher nachgewiesen. Wenn die Samenflüssigkeit zur Erzeugung von Kindern dienen soll, muss eine Reihe von Voraussetzungen erfüllt sein, die in einer Laboruntersuchung überprüft werden können. Eine solche Untersuchung wird insbesondere dann gemacht, wenn es bei bestehendem Kinderwunsch, abgesetzter Verhütung und regelmäßigem

Koitus aus unklaren Gründen nicht zu einer Schwangerschaft kommt. Was untersucht man da genau? Zunächst wäre da die Anzahl der Samenzellen, die man in Millionen Spermien pro Milliliter Samenflüssigkeit auszählt, dann die Beweglichkeit der einzelnen Spermien sowie ihre Form und Gestalt. Aber dazu später. Vor der Untersuchung wäre da allerdings noch das Problem der Gewinnung von Samenflüssigkeit zu lösen. Prinzipiell kann die Gewinnung in der Praxis Ihres Urologen oder auch zu Hause erfolgen, in jedem Fall jedoch sollten Sie ein spezielles, für diesen Zweck geeignetes Behältnis verwenden. Hierbei handelt es sich in der Regel um einen Kunststoffbecher zum Zuschrauben. Der Becher hat idealerweise eine recht große Öffnung, die das Handling sehr vereinfacht und es ermöglicht, die gesamte Portion aufzufangen.

Falls Sie die Probe zu Hause gewinnen, sollten Sie sie innerhalb einer Stunde in der Praxis abliefern und auf dem Transport darauf achten, dass die Samenflüssigkeit etwa Körpertemperatur behält, indem Sie den Becher in Körpernähe, also in der Hosentasche, transportieren. Die Gewinnung der Probe erfolgt in den allermeisten Fällen durch Masturbation, in spezialisierten Praxen steht dazu schon mal ein abgedunkelter Raum mit stimulierenden Printmaterialien oder gar einer audiovisuellen Berieselung bereit. In der Regel jedoch handelt es sich um eines der üblichen Untersuchungszimmer mit begrenztem Charme, wo man dann die Sache so schnell wie möglich hinter sich bringen möchte. Sollte unter diesen Umständen die Gewinnung misslingen, kann ein Spaziergang an der frischen Luft hilfreich sein, oder aber die Partnerin kann unterstützend eingreifen. Grundsätzlich ist es auch möglich, eine Ejakulatprobe nach einem Koitus zu sammeln, allerdings muss dann ein speziell zu diesem Zweck entwickeltes Kondom verwendet und dieses innerhalb einer Stunde körperwarm in die untersuchende Praxis gebracht werden. Ein herkömmliches Latex-Kondom ist leider absolut ungeeignet, da die meisten Produkte mit Substanzen beschichtet sind, die potenzielle Spermien abtöten und so das Ergebnis der Untersuchung beeinflussen können.

Da die untersuchten Parameter in der Samenflüssigkeit meist eine gewisse Variabilität aufweisen, kann man erst nach zwei bis drei Untersuchungen im Abstand von einigen Wochen aussagekräftige Ergebnisse zur Fruchtbarkeit erwarten. Vor jedem Test muss unbedingt eine Abstinenzzeit von einigen Tagen ohne einen Samenerguss eingehalten werden, meist werden 4–6 Tage empfohlen. Kommen wir aber nun zurück zu den Parametern, die im Ejakulat untersucht werden. Die Weltgesundheitsorganisation hat gewisse Standards festgelegt, so zum Beispiel für die Anzahl und die Konzentration von Spermien in der Samenflüssigkeit. Um eine normale Fruchtbarkeit zu gewährleisten, sollten in 1 ml Ejakulat 20 Millionen oder mehr Spermien vorhanden sein. Für eine Ejakulatportion von 2 ml oder mehr sollten es dann 40 Millionen oder mehr sein. In der Samenflüssigkeit eines fruchtbaren jungen Mannes befinden sich zwischen 70 und 100 Millionen Spermien pro Milliliter.

Aus Kopf und Schwanz bestehend, enthält jedes einzelne Spermium das genetische Material für die Fortpflanzung und jede Menge Energiereserven, hauptsächlich für die erforderlichen Bewegungen in Richtung Eizelle. Neben den eigenen Energiereserven werden die Spermien aber auch aus der Ejakulatflüssigkeit ernährt, insbesondere die Samenbläschen steuern hierzu die Substanz Fruktose bei. Reichlich Energiereserve ist schließlich auch nötig, wenn man bedenkt, dass die Spermien nach dem Erguss in der Vagina zunächst den Muttermund passieren, dann quer durch die Gebärmutter schwimmen und schließlich im Eileiter auf die Eizelle treffen, um mit dieser zu verschmelzen. Allein für die Strecke in der Gebärmutter brauchen sie 5 Minuten bis eine Stunde.

Nur die Schnellsten haben überhaupt eine Chance, in die Nähe der Eizelle zu kommen, daher ist die Beweglichkeit der Spermien ein entscheidendes Kriterium für die Qualität des Ejakulates. Diese Beweglichkeit wird unter dem Mikroskop beurteilt. Schaut man sich das Gewimmel im normalen Ejakulat zum ersten Mal an, ist man schon beeindruckt. Millionen von Spermien schwirren mit dem Schwanz schlagend mit einer irren Geschwindigkeit umher. Fragen Sie einmal Ihren Urologen; falls er die Untersuchung der Samenflüssigkeit selbst in der Praxis durchführt, wird er Sie sicher durch das Mikroskop sehen lassen. In jedem Fall sollte mindestens jedes zweite Spermium eine klare Vorwärtsbewegung zeigen, und je mehr dies tun, desto besser natürlich.

Ebenfalls unter dem Mikroskop beurteilt wird die Form und Gestalt der einzelnen Spermien. Nach einer detaillierten Beschreibung, wie ein Spermium auszusehen hat, wird eine Anzahl beurteilt und als normal oder nicht normal gebaut eingestuft. Gelten mehr als 15 % aller Spermien nach diesen sehr strengen Kriterien als normal, steht einer Befruchtung in diesem Punkt meist nichts im Wege. Wieder gilt natürlich: Je mehr normal gebaut sind, desto besser. Schlussendlich sollte der pH-Wert höher als 7,2 sein, also im basischen Bereich liegen, und der Gehalt von Fruktose als Energielieferant einen gewissen Wert nicht unterschreiten.

Vor einiger Zeit nun schreckte die Öffentlichkeit auf, da einige Wissenschaftler meinten herausgefunden zu haben, dass die Spermienzahlen in den letzten 50 Jahren drastisch abgenommen haben. Die Wellen in der wissenschaftlichen Diskussion schlugen hoch, Umweltaktivisten mahnten sofort zur radikalen Kehrtwende und Pessimisten sahen gar das Ende der Menschheit. Schlussendlich relativierten sich die Ergebnisse sehr schnell, denn geographische, jahreszeitliche und ganz profane Gründe wie die Dauer der Abstinenz vor der Untersuchung beeinflussen die ohnehin sehr variable Spermienzahl erheblich, sodass ein Vergleich heutiger Werte mit denen vor 50 Jahren nicht besonders aussagekräftig ist.

Die Chance, dass ein gesundes, nicht verhütendes Paar ein Kind zeugt, beträgt pro Monat etwa 20–25 %. Diese Chance steigt nach 6 Monaten auf etwa 75 % an und nach einem Jahr sind neun von zehn Paaren schwanger. Sex in den fünf Tagen vor und am Tag des Eisprungs eröffnet die größten Chancen auf eine Schwangerschaft. Entgegen einer weit verbreiteten Annahme hat das Timing des Koitus in Bezug auf den Tag des Eisprungs keinen Einfluss auf das Geschlecht des Kindes. Nun können Sie manchen großmütterlichen Rat elegant kontern oder den lieben Freundinnen Ihrer Mutter zu ihrem gesunden Halbwissen gratulieren.

Zwar können befruchtungsfähige Spermien bis zu 48 Stunden nach dem Koitus mit der Eizelle verschmelzen, es besteht aber derzeit noch eine gewisse Uneinigkeit über die empfohlene Häufigkeit des Koitus in der fruchtbaren Zeit der Frau. Damit die Wahrscheinlichkeit einer Befruchtung der Eizelle so hoch wie möglich ist, wird allgemein Sex jeden zweiten Tag empfohlen. Zu häufiger Sex hat womöglich eine zu geringe Anzahl von Spermien in der Samenflüssigkeit zur Folge. Ist der Koitus-Abstand hingegen zu groß, besteht die Gefahr, die fruchtbare Periode zu verpassen.

## Männliche Unfruchtbarkeit

Die fruchtbarsten Jahren im Leben sind die in der Mitte der Zwanziger, also dann, wenn die meisten von uns noch in der Ausbildung oder mitten im Studium sind und erst einmal nicht an die Familienplanung denken.

Jenseits der Dreißiger lässt die Fruchtbarkeit langsam nach, also genau dann, wenn das Thema Familie in den Mittelpunkt des Lebens rückt.

Nach einem Jahr sind etwa 90 % der Paare mit Kinderwunsch schwanger, eines von zehn Paaren jedoch nicht. Dies ist eine wenig beneidenswerte Situation, die sich erheblich auf die Beziehung und das Sexualleben auswirken kann, was wiederum die Chancen für eine Empfängnis nicht gerade verbessert. Zum Glück klappt es aber bei 25 % der Paare innerhalb eines weiteren Jahres, und auch danach werden pro Jahr weitere 10 % der Frauen ohne eine Intervention schwanger.

Nun wollen wir den möglichen Ursachen einer männlichen Unfruchtbarkeit auf den Grund gehen. Will es nicht von allein klappen, suchen die betroffenen Paare ärztlichen Rat, meist den eines Urologen, Gynäkologen oder eines spezialisierten Reproduktionsmediziners. Bei rund 20 % der betroffenen Paare sind allein Faktoren des Mannes für die Unfruchtbarkeit verantwortlich, bei weiteren 30–40 % sind es Faktoren beider Partner. Unterm Strich kann man sagen, dass in der Hälfte der Fälle männliche Einflüsse zumindest mitbeteiligt sind.

Wie geht man nun vor, um die Ursache einer ausbleibenden Schwangerschaft auf Seiten des Mannes zu finden? Als Erstes wird Ihnen Ihr Arzt eine Reihe von Fragen stellen, um die Vielzahl der möglichen Gründe etwas einzugrenzen. Diese befassen sich natürlich mit der Erektionsfähigkeit und dem Samenerguss, denn beides muss schließlich funktionieren. Nur bei wenigen Männern, die wegen eines unerfüllten Kinderwunsches einen Arzt aufsuchen, besteht eine Erektionsschwäche; die vielfältigen Möglichkeiten einer Behandlung der Erektionsschwäche wurden im ersten Kapitel dieses Buches beschrieben (siehe S. 35).

Schwieriger wird es, wenn eine Störung des Samenergusses vorliegt. Nach einer Operation im Bauchraum können Nervenfasern geschädigt sein, die für die Ejakulation benötigt werden. Eine Operation der Prostata oder des Blasenausgangs kann dazu führen, dass die Samenflüssigkeit nicht nach außen transportiert wird, sondern nach innen in die Harnblase fließt.

Weitaus häufiger als ein Problem der Erektion oder der Ejakulation sind Störungen der Hoden oder der Samenflüssigkeit. Die Hoden als Produktionsorte der Spermien können bereits in der Kindheit geschädigt worden sein, zum Beispiel durch nicht rechtzeitig in den Hodensack hinuntergewanderte Hoden. Eine Temperatur von 1–2 °C unterhalb der des Körpers ist optimal für das Hodengewebe und die Produktion von Spermien. Ist einer oder sind gar beide Hoden durch eine fehlende Wanderung in den Hodensack oder eine zu späte Operation zu lange der für das Hodengewebe zu hohen Körpertemperatur ausgesetzt, können die Zellen für die Produktion von Spermien unwiederbringlich geschädigt sein. Betrifft dies nur einen Hoden, ist die Fruchtbarkeit in der Regel wenig beeinträchtigt, sind jedoch beide Hoden nicht rechtzeitig in der relativen Kühle des Hodensacks angekommen, kann die Zeugungsfähigkeit erheblich gestört sein.

Auch im Erwachsenenalter scheint die Temperatur, der die Hoden ausgesetzt sind, eine gewisse Rolle zu spielen, wenn auch bei Weitem nicht die, die man ihr immer zugeschrieben hat. In den sechziger und siebziger Jahren erfreuten sich hautenge Jeans einer großen Beliebtheit, einige Leser werden sich noch an das Badewannenmanöver zur körpernahen Modellierung der Hose erinnern. Nun nahm man lange Zeit an, dass die Hoden durch enge Kleidung sehr nahe an den Körper gepresst und so einer zu hohen Temperatur ausgesetzt werden und dass dies die Qualität der Spermien beeinträchtigt. In Untersuchungen an gesunden jungen Männern ließ sich dies jedoch nicht erhärten. In einer Studie aus Kalifornien wurden Männer gebeten, tagsüber als Unterwäsche Radhosen aus Polyester zu tragen. Zwar registrierte man einen Anstieg der Temperatur im Hodensack um etwa 1 °C, dies hatte jedoch keinen Einfluss auf die Anzahl, die Mobilität oder die Befruchtungsfähigkeit der Samenzellen. Vor ein paar Jahren hat man darüber hinaus einmal den Unterschied der Hodensacktemperatur zwischen Boxershorts und körpernah geschnittenen Unterhosen untersucht; es fand sich kein Unterschied zwischen beiden Gruppen, sodass die Boxershorts-versus-Jockey-Style-Kontroverse weiterhin eine Diskussion modischer Erwägungen oder weiblicher Vorliebe bleibt.

Etwas anders sieht dies bei einer Vorliebe für häufige heiße Bäder aus, diese können nämlich die Beweglichkeit der Spermien und damit die Fruchtbarkeit beeinträchtigen. Männer mit Kinderwunsch und einer durch andere Ursachen ohnehin eingeschränkten Fruchtbarkeit sollten also heiße Bäder und auch häufige Saunabesuche meiden.

Auf der anderen Seite hat man schon lange versucht, eine kontrollierte Erwärmung der Hoden als Verhütungsmethode zu benutzen. Nomadenvölker in der Sahara sollen bereits vor Jahrhunderten erkannt haben, dass das Sitzen auf den Hoden oder das Eingraben der Hoden in den heißen Wüstensand eine wirksame Methode zur Geburtenkontrolle ist. In jüngerer Zeit hat man die künstliche Erwärmung der Hoden zu Verhütungszwecken immer mal wieder aufgegriffen. Unter anderem hat man versucht, die Hoden vorübergehend durch ein Gummiband an den Körper zu fixieren oder gar in den Leistenkanal zurückzuschieben. Zwar ging die Spermienzahl für die Zeit der Fixierung zurück und erholte sich auch wieder nach Lösen derselbigen, mir persönlich ist diese Art der Verhütung aber eher unsympathisch. Vor einer Nachahmung sei übrigens dringend abgeraten, die Methode ist viel zu unsicher und kann erhebliche Risiken in sich bergen.

Auch eine Erkrankung mit mäßigem bis hohem Fieber kann die Fruchtbarkeit vorübergehend einschränken; dies hält mitunter noch bis zu 3 Monate danach an. Falls ein Zweifel besteht, ob das Ergebnis einer Ejakulatuntersuchung durch eine vielleicht einige Wochen zurückliegende Grippe verfälscht worden ist, sollte man die Untersuchung nach einigen Monaten wiederholen, um auch wirklich ein aussagekräftiges Resultat zu erhalten.

Verschiedene Medikamente und Genussmittel können die Fruchtbarkeit beeinträchtigen, so zum Beispiel einige Antibiotika, Herz- und Magenmedikamente. Aber auch von Koffein, Cannabis, Kokain und Nikotin nimmt man an, dass sie die Produktion von Samenzellen beeinträchtigen. Insbesondere den Einfluss des Rauchens auf die Fruchtbarkeit hat man recht gut untersucht. Zwar konnte die Mehrzahl der Studien keinen direkten Einfluss nachweisen, in einigen Untersuchungen jedoch hatten Raucher eine deutlich geringere Spermienkonzentration als Nichtraucher. Damit bleibt der Einfluss von Nikotin auf die Fruchtbarkeit weiter ungeklärt, bei Männern mit einer anderweitig eingeschränkten Fruchtbarkeit kann das Rauchen jedoch ein zusätzlich hemmender Faktor sein. Gelegentlicher Alkoholkonsum hingegen scheint keinen Einfluss auf die Qualität des Ejakulates zu haben. Nach einigen Drinks sinkt zwar der Testosteronspiegel im Blut, aber weder die Anzahl noch die Beweglichkeit der Spermien verändert sich. Anders sieht das freilich bei einer lang bestehenden Alkoholsucht aus, hier werden neben der Leber auch die Hoden in Mitleidenschaft gezogen, die Testosteronproduktion sinkt, und es kommt zu einer Schrumpfung der Hoden mit Beeinträchtigung der Fruchtbarkeit.

Zunehmend setzen auch Freizeitsportler auf anabole Steroide zum Aufbau von Muskeln. Einschlägige Präparate haben auch immer eine sexualhormonähnliche Wirkung, die zu einer Blockierung der körpereigenen Produktion dieser Hormone und zu einer Rückbildung der Produktionsstätte, in unserem Falle der Hoden, führt. Benutzen Bodybuilder hohe Dosen dieser Substanzen, kommt es zu einer grotesken Schrumpfung der Hoden und des Penis, die in lächerlichem Verhältnis zum übrigen Körper stehen. Sehen Sie sich also beim nächsten Mal wieder einem unfreundlichen und im Schulterbereich überbreiten Türsteher gegenüber, bemitleiden Sie ihn. Zwar stellt sich die normale Hormonproduktion des Körpers nach Absetzen der Anabolika in vielen Fällen wieder ein, leider jedoch längst nicht in allen. Mein Rat: Lassen Sie aus diesen Gründen und einer Vielzahl anderer unbedingt die Finger von anabolen Steroiden.

Eine weitere mögliche Ursache einer Unfruchtbarkeit kann eine Entzündung des Hodens sein. Verantwortlich dafür ist recht häufig eine Mumpserkrankung nach Einsetzen der Pubertät. Erkrankt ein Kleinkind an Mumps, hat dies meist keine weiteren Folgen, im Erwachsenenalter jedoch ist Mumps bei jedem dritten Erkrankten von einer Entzündung und späteren Schrumpfung des Hodens begleitet. Falls beide Hoden davon betroffen sind, droht eine schwere Beeinträchtigung der Fruchtbarkeit.

Um eine Unfruchtbarkeit zu untersuchen, wird Ihr Arzt Ihnen dann eine Untersuchung der Samenflüssigkeit vorschlagen, auf die Methoden der Ejakulatgewinnung und der untersuchten Parameter sind wir bereits eingegangen. Nochmals sei auf eine Abstinenz von einigen Tagen vor einer geplanten Untersuchung der Samenflüssigkeit hingewiesen.

Auch wenn nur etwa 3 % der unfruchtbaren Männer vor allem ein Problem der Hormonregulation haben, kann in einigen Fällen eine Blutuntersuchung der Hormone wichtig sein. Bestimmt werden nicht nur das männliche Geschlechtshormon Testosteron, sondern auch Hormone der Hirnanhangdrüse, welche die Ausschüttung von Testosteron und die Spermienproduktion steuern. Ist die Unfruchtbarkeit tatsächlich eine Folge eines Hormonmangels, besteht die Möglichkeit, das betreffende Hormon zuzuführen, wobei das Präparat meist unter die Haut gespritzt wird. Den größten Teil der Samenflüssigkeit steuern die Samenblasen bei, daher kann bei Männern mit nur sehr wenig Samenflüssigkeit ein Verschluss der Samenblasengänge vorliegen. Findet man hingegen überhaupt keine Spermien in der Samenflüssigkeit, kann dies an einer nicht vorhandenen Produktion im Hoden oder an einem Verschluss der Samenleiter liegen. Eine Vielzahl von Faktoren kann schließlich dazu führen, dass die Spermien in zu geringer Zahl in der Samenflüssigkeit vorhanden sind, dass sie zu wenig oder gänzlich unbeweglich sind, oder dass ihre Gestalt nicht normal ist: Auf alle Einflüsse einzugehen würde den Rahmen des Buches sprengen und Sie vermutlich langweilen.

## Meistens links: die Krampfader des Hodens

Findet man zum Beispiel eine Kombination aus zu wenigen, zu langsamen und missgebildeten Spermien, kann dies durch eine Krampfadererkrankung des Hodens, eine sogenannte Varikocele, bedingt sein, auf die wir bei dieser Gelegenheit näher eingehen wollen. Vielleicht erinnern Sie sich, liebe Leser, dass die Hoden ursprünglich im Bauchraum des männlichen Säuglings gebildet werden und erst später in den Hodensack hinunterwandern. Aus diesem Grund haben sie recht lange Blutgefäße, die Blut aus der Bauchschlagader zu den Hoden und von dort wieder in den Bauchraum zurück transportieren. Kommt es in einem ableitenden Blutgefäß nun zu einem Blutstau, spricht man am Bein wie am Hoden von einer Krampfadererkrankung.

Neun von zehn Hodenkrampfadern bilden sich auf der linken Seite, rund 10 % sind beidseitig. Das überwiegend linksseitige Auftreten erklärt sich aus dem Blutstrom der linken Hodenvene, den die Natur eher suboptimal organisiert hat. Die linke Hodenvene ist recht klein und mündet in die viel größere linke Nierenvene, und das auch noch strömungstechnisch ungünstig in einem rechten Winkel. Stellen Sie sich nun einmal eine Landstraße vor, die an einer einfachen Kreuzung auf eine viel befahrene Autobahn einmündet; zwangsläufig kommt es zu einem Stau auf der Landstraße, selbst wenn diese nur wenig frequentiert ist. So in etwa muss man sich das Entstehen einer Hodenkrampfader vorstellen. Die rechte Hodenvene hingegen mündet wie eine normale Autobahnauffahrt in einem spitzen Winkel in Strömungsrichtung des Blutes in die große Bauchvene, und aus diesem Grund ist eine Krampfader des rechten Hodens sehr viel seltener. Woran merken Sie also, dass Sie eine solche Krampfader haben? Subjektiv haben Sie vielleicht das Gefühl, dass Sie im Hodensack speziell auf der linken Seite etwas stört, dass sich der linke Hoden schwerer als der rechte anfühlt oder dass die Beschwerden im Liegen sehr viel geringer sind als im Stehen. Können Sie zwei der drei Punkte bestätigen, sollten Sie einmal bei Ihrem Urologen vorbeischauen, denn er kann das Problem mit einer einfachen, nicht schmerzhaften Tastuntersuchung erkennen. Mitunter ist noch eine Blutflussuntersuchung mittels Ultraschall notwendig, um eine nicht eindeutig tastbare Varikocele zu bestätigen.

Etwa 15 % aller Männer haben eine Hodenkrampfader, in der Gruppe der Männer mit einer eingeschränkten oder fehlenden Fruchtbarkeit sind es bis zu 80 %, was die Bedeutung dieser Problematik für die Fruchtbarkeit verdeutlicht. Dabei ist der Mechanismus, wie eine Varikocele die Fruchtbarkeit beeinträchtigt, eigentlich nicht genau bekannt. Eine mögliche Erklärung des Phänomens ist eine durch die Stauung des Blutes bedingte erhöhte Temperatur im Hoden, und in der Tat fand man einen Temperaturunterschied von 0,5–0,8 °C zwischen Männern mit und ohne gestauter Hodenvene. Dieser recht geringe Temperaturunterschied scheint auszureichen, um die Produktion von Samenzellen empfindlich zu stören.

Bei neun von zehn Männern ist die Beweglichkeit der Spermien eingeschränkt und bei sechs von zehn liegt die Konzentration von Spermien in 1 ml Samenflüssigkeit unter der kritischen Schwelle von 20 Millionen. Aber, und das möchte ich betonen, längst nicht bei allen Männern mit einer Varikocele ist die Fruchtbarkeit eingeschränkt, viele starten auf einem recht hohen Niveau der Fruchtbarkeit und bleiben trotz der Einschränkung durch die Krampfader im fruchtbaren Bereich. So muss man nicht zwingend jede Hodenkrampfader gleich operieren, in der Regel tut man dies nur, wenn die Fruchtbarkeit eingeschränkt ist, zudem ein Kinderwunsch besteht oder sich der betroffene Mann durch die Beschwerden beeinträchtigt fühlt.

Die in Deutschland am häufigsten angewendete Methode ist die Verödung der betroffenen Hodenkrampfader durch die Einspritzung einer verklebenden Substanz. Durch einen erfahrenen Urologen vorgenommen, ist dies ein sicheres und erfolgreiches Verfahren, das in der Regel ambulant durchgeführt werden kann. Darüber hinaus gibt es noch verschiedene andere Operationsmethoden, die ähnlich erfolgreich sind, aber ebenso wie die Verödung Vor- und Nachteile haben; lassen Sie sich also von Ihrem Urologen beraten. Bei sieben von zehn Männern erholt sich nach der erfolgreichen Behandlung die Beweglichkeit der Spermien, darüber hinaus verbessern sich bei jedem zweiten Mann Anzahl und Form der Samenzellen wieder. Da ist es nicht verwunderlich, dass nach einer Operation oder Verödung viel mehr Paare schwanger werden als ohne den Eingriff; in den meisten Untersuchungen verdoppelt sich die Schwangerschaftsrate bei Paaren mit behandelten Männern im Vergleich zu Paaren mit unbehandelten Männern. Lassen Sie sich von Ihrem Urologen untersuchen, er wird Ihnen, falls ratsam, ein geeignetes Behandlungsverfahren vorschlagen.

Leider ist die Operation einer Hodenkrampfader eine der wenigen möglichen Behandlungen einer eingeschränkten Fruchtbarkeit, für den weitaus größten Teil der Störungen gibt es keine Therapie, die das zugrunde liegende Problem löst und eine natürliche Befruchtung ermöglicht. In nicht wenigen Fällen einer ausbleibenden Schwangerschaft werden also die mittlerweile sehr ausgereiften Möglichkeiten der künstlichen Befruchtung angewendet.

## Unerfüllter Kinderwunsch: Wege der assistierten Befruchtung

Die Methoden einer künstlichen Befruchtung wurden in den siebziger Jahren entwickelt, zurzeit erleben sie einen regelrechten Boom. Im Grunde handelt es sich um künstliche Manipulationen an Samenzellen des Mannes allein oder zusammen mit Eizellen der Frau, die zum Ziel haben, die Schwangerschaftsrate zu erhöhen und bisher kinderlosen Paaren den Wunsch nach einem Kind zu erfüllen. Die Befruchtung der weiblichen Eizelle durch das Spermium kann dabei im Körper der Frau erfolgen, dies nennt man eine In-vivo-Technik. Findet hingegen die Verschmelzung von Eizelle und Spermium außerhalb des Körpers in einer Glasschale statt, spricht man von einer In-vitro-Methode.

Insbesondere Männer mit einem Verschluss der Samenwege und mit nur wenigen oder keinen Spermien in der Samenflüssigkeit können von einer assistierten Befruchtung profitieren und dadurch Väter werden. Sind keine Spermien in der Samenflüssigkeit vorhanden, müssen sie zuallererst einmal gewonnen werden. Dafür stehen verschiedene Techniken zur Verfügung, die ich kurz anreißen möchte. Im Prinzip ist es nämlich möglich, mit nur einem Spermium einem Paar den Wunsch nach einer Schwangerschaft und einem Kind zu erfüllen, es kommt nun darauf an, dieses eine Spermium zu finden und damit eine Eizelle der Frau erfolgreich zu befruchten. Am erfolgversprechendsten ist es nun, an der Produktionsstätte der Spermien zu suchen, im Hodengewebe selbst. Zu diesem Zweck wird durch eine kleine Operation aus jedem Hoden ein Stück Gewebe entnommen, in dem man dann nach Samenzellen fahndet. Alternativ kann man versuchen, aus dem Lagerungsort der Spermien, dem Nebenhoden, mit einer feinen Nadel Samenzellen zu gewinnen. Im Labor werden diese dann aufbereitet, unter anderem werden die nicht oder nur wenig beweglichen unter ihnen aussortiert, um die Chancen für eine Schwangerschaft zu verbessern. Hat man nun funktionstüchtige Spermien gewonnen, kann man diese sofort für eine Befruchtung verwenden oder aber einfrieren. Letzteres hat den Vorteil, dass man eine Befruchtung zu einem beliebigen späteren Zeitpunkt durchführen kann.

Prinzipiell gibt es zwei Möglichkeiten, eine Befruchtung vorzunehmen. Die einfachste Variante ist die intrauterine Insemination, bei der die aufbereiteten Spermien mit Hilfe eines feinen Schlauchs direkt durch den Gebärmutterhals in das Innere der Gebärmutter gespritzt werden. Man vermeidet so, dass die Spermien den Schleimpfropf am Gebärmuttereingang durchqueren müssen. In der Gebärmutter können die Spermien durch ihre eigene Beweglichkeit die Eizelle im Eileiter erreichen und diese befruchten. Natürlich muss das Verfahren genau mit dem Zyklus der Frau abgestimmt sein.

Um die Chance auf eine Schwangerschaft zu erhöhen, kann man zusätzlich eine hormonelle Stimulation der Frau zur Auslösung eines Eisprungs versuchen. Mit dieser Methode werden pro Zyklus etwa 10–15 % der Paare schwanger. Nach einer Hormonstimulation kommt es zu einer erhöhten Rate an Mehrlingsgeburten; immerhin sind es zwischen 15 und 30 %, meist Zwillinge, aber in rund 10 % können es Drillinge und in 7 % Vierlinge sein. Dessen sollte sich das Paar vor einer hormonellen Stimulation der Frau bewusst sein, der organisatorische und finanzielle Aufwand für Vierlinge kann schließlich enorm sein.

Funktioniert die natürliche Befruchtung auch nach dem Einspritzen von Spermien direkt in die Gebärmutter nicht, kommt in der Regel nur die sehr aufwendige Methode der künstlichen Befruchtung in der Glasschale in Frage. Zuvor allerdings müssen Ei- und Samenzellen gewonnen werden. Wie das im Falle der Spermien erfolgt, haben wir bereits besprochen; die Gewinnung der Eizellen geschieht folgendermaßen: Eine Stimulation mit Hormonen regt die Eierstöcke an, Eizellen ausreifen zu lassen, unter der Stimulation sind es meist mehrere pro Zyklus. Bevor die

Eizellen nun in die Eileiter abgegeben werden, kann man sie mit einer feinen Nadel unter ultraschallgesteuerter Kontrolle entnehmen und für eine Befruchtung verwenden. In der Glasschale werden schließlich eine Eizelle und ein Spermium zur Verschmelzung gebracht, indem man einfach die aufbereiteten Spermien und die Eizelle vermischt. Kommt es zu einer Verschmelzung, wird der sich entwickelnde Embryo für einige Tage in einem speziellen Nährmedium bebrütet und dann durch einen feinen Schlauch in das Innere der Gebärmutter gebettet.

Sind jedoch nur einige wenige Spermien verfügbar, funktioniert das einfache Vermischen von Spermien und Eizelle meist nicht, und ein anderes Verfahren kommt zum Einsatz. Diese recht aufwendige Methode heißt Intrazytoplasmatische Spermieninjektion oder kurz ICSI. Für eine ICSI-Behandlung reicht ein einzelnes Spermium, dass mit einer extrem feinen Nadel unter dem Mikroskop direkt in eine Eizelle gespritzt wird. Kommt es zu einer Befruchtung, wird der sich entwickelnde Embryo nach einigen Tagen in die Gebärmutter gepflanzt.

Hört sich alles recht einfach an, die Natur lässt sich aber nur begrenzt in die Karten schauen, denn die Befruchtung im Reagenzglas funktioniert längst nicht jedes Mal. Ganz im Gegenteil, bei Frauen unter 35 Jahren liegt die Erfolgsrate bei rund 35 % und bei Frauen über 40 gar nur bei 13 %. Außerdem wird diese Behandlung nicht von den Krankenkassen bezahlt und das Paar muss die doch erheblichen Kosten vollständig selbst tragen. Eine einzelne Behandlung kostet zwischen 2000 und 4000 Euro, und wenn man bedenkt, dass in der Regel mehrere Versuche nötig sind, dann kommt dabei schnell der Gegenwert eines Mittelklassewagens zusammen. Allerdings ist dieser Sektor einer der wenigen in der Medizin, in dem es eine Art Wettbewerb der mittlerweile meist privaten Anbieter gibt. Der Vergleich der angebotenen Leistungen und der entsprechenden Kosten ist also in jedem Falle sinnvoll, ebenso ein möglichst unabhängig erhobener Vergleich der Erfolgsraten der Behandlung.

## Nach erfülltem Kinderwunsch: die Unterbindung (Vasektomie)

Nachdem wir uns ausführlich mit der männlichen Fruchtbarkeit beschäftigt haben, wollen wir uns nun dem Gegenteil zuwenden. Ist der Wunsch nach Kindern erfüllt, stellt sich für viele Paare auch weiterhin die

Frage nach einer sicheren Schwangerschaftsverhütung. Meist sind beide Partner inzwischen über 40, und sie hat mit der Pille seit 20 Jahren das Verhütungsproblem gemeistert. Um das recht lästige Problem ein für alle Mal zu lösen, gehen viele Männer mittlerweile den Weg der Unterbindung, auch Vasektomie genannt. Viele Männer gebrauchen den Begriff Sterilisierung, wenn sie wegen einer Vasektomie den Urologen aufsuchen, der ist in diesem Zusammenhang eher unglücklich gewählt. Zum einen ist es ein hässliches und angstbesetztes Wort und zum anderen einfach nicht zutreffend. Warum, erklärt sich später, wenn wir auf den Eingriff als solchen zu sprechen kommen. Ebenso wenig zutreffend ist ein Vergleich mit einer Kastration oder gar einem Verlust der Männlichkeit; solche Vorstellungen halten sich hartnäckig unter den Männern, sind aber absolut unzutreffend.

Im Grunde ist die Unterbindung für den Mann eine Methode zur dauerhaften Empfängnisverhütung, die häufig bei Paaren mit einer abgeschlossenen Familienplanung erwogen wird. Durch eine kleine Operation bei Ihrem Urologen, die dieser ambulant und unter örtlicher Betäubung vornehmen kann, werden beide Samenleiter unterbrochen, indem man ein kleines, etwa 2 cm langes Stück auf beiden Seiten entfernt. Durch diesen kleinen Eingriff, der in den Händen eines erfahrenen Urologen nur wenige Minuten dauert, werden die Verbindungsgänge zwischen Hoden und Harnröhre unterbrochen, sodass die im Hoden produzierten Spermien nicht mehr in die Samenflüssigkeit gelangen können.

Eine Unterbindung des Samenleiters beim Mann wird weltweit viel häufiger als zum Beispiel eine Unterbindung der Eileiter bei der Frau durchgeführt. Allein in den Vereinigten Staaten lässt sich eine halbe Million Männer pro Jahr unterbinden, damit ist dieser Eingriff wohl die am häufigsten durchgeführte Operation in der Urologie.

Wenn Sie nun über eine Unterbindung nachdenken, aber nicht genau wissen, was da auf Sie zukommt, dann wird der nächste Absatz sicher besonders interessant. Wir wollen einmal einen Mann vor und nach einer Unterbindung einige Monate lang begleiten.

Thomas ist 45 und seit 12 Jahren mit Heike verheiratet, die große Tochter nervt gerade mit dem Wunsch nach einem Pferd, Patrick wurde gerade Torschützenkönig auf einem Fußballturnier der Zehnjährigen und der Jüngste freut sich auf die Schule. Für Heike und Thomas ist mit drei Kindern die Familienplanung abgeschlossen, Heike nimmt seit über

20 Jahren die Pille als Empfängnisverhütung, möchte diese nun aber nicht ewig weiter nehmen. Thomas hat von einem Kollegen aus der Firma von der Unterbindung gehört, die dessen Urologe bei ihm vor einem Jahr vorgenommen hat. Heike und Thomas besprechen diese Möglichkeit und entscheiden sich schließlich gemeinsam dafür. Thomas vereinbart einen Termin beim Urologen seines Freundes, lässt sich zunächst beraten und entschließt sich dann, die Unterbindung vornehmen zu lassen.

Im Vorfeld des Eingriffs wird eine Blutuntersuchung durchgeführt, um insbesondere die Blutgerinnung zu kontrollieren. Denken Sie unbedingt daran, innerhalb einer Woche vor dem Eingriff keine Acetylsalicylsäure (ASS) einzunehmen, da dieses die Blutgerinnung beeinträchtigen und die Gefahr einer Blutung bei der Operation erhöhen kann. Ebenso wird Sie Ihren Urologe nach einer Allergie auf das örtliche Betäubungsmittel fragen, denken Sie also schon vorher einmal darüber nach, ob Sie die lokale Betäubung zum Beispiel beim Zahnarzt bisher gut vertragen haben.

Auch wenn die eigentliche Unterbindung nur einige Minuten dauert, sollte man sich einen ganzen Tag freinehmen; ein Freitag bietet sich da an, um sich am Wochenende danach noch ein wenig zu schonen. Zumeist wird der Eingriff ambulant in einer urologischen Praxis oder Klinik vorgenommen, das heißt, man kommt eine Stunde vor der Operation und geht 1–2 Stunden danach wieder nach Hause. Empfehlenswert ist es, sich nach dem Eingriff abholen zu lassen. Zum einen kann die eigene Fahrtüchtigkeit durch Medikamente beeinträchtigt sein, und zum anderen ist es einfach schöner, nach einer Operation nicht allein nach Hause gehen zu müssen.

Viele Männer sehen seit langer Zeit einmal wieder oder gar zum ersten Mal in ihrem Leben aus Patientensicht eine Klinik von innen und sind entsprechend aufgeregt, daher hat sich eine Stunde vor dem Eingriff ein leichtes Beruhigungsmittel bewährt. Eine angenehme Umgebungstemperatur macht die wenig charmante Umgebung in einem Operationssaal für den Mann angenehmer und erleichtert zudem den Eingriff, da sich der Hodensack in warmer Umgebung entspannt. Zunächst werden die Haare am Hodensack entfernt und dann wird die Haut mit einem Hautdesinfektionsmittel gesäubert und von Bakterien befreit. Zum Abschluss der Vorbereitungen werden grüne oder auch manchmal hellblaue Tücher rings um den Hodensack ausgebreitet, um ein keimfreies Operationsgebiet zu schaffen. Diese Vorbereitungen können sich schon mal ein paar

Minuten hinziehen, die Anspannung ist den meisten Männern in dieser Phase deutlich anzusehen.

Diese Anspannung steigert sich noch, wenn der mit einer Haube und einer Gesichtsmaske vermummte Urologe in den Operationssaal kommt und das recht scharf nach Alkohol riechende Desinfektionsmittel in der Luft liegt. Mit ein paar aufmunternden und beruhigenden Worten kann man die Situation deutlich entspannen.

Als Erstes wird Ihr Urologe mit zwei Fingern tastend die beiden Samenleiter im Hodensack aufsuchen. Dies können Sie bereits einmal zu Hause bei sich selbst versuchen, nehmen Sie am besten in der Badewanne oder unter der Bettdecke die Haut des Hodensacks kurz unterhalb des Übergangs zum Bauch zwischen zwei Finger und fahnden Sie nach einer harten, rundlichen Struktur (siehe S. 71). Sie werden sehen, mit ein wenig Geduld wird Ihnen das leicht gelingen. Dieser kleine rundliche Strang ist das Ziel der Unterbindung, im Samenleiter nämlich werden die Spermien, die in den Hoden produziert und im Nebenhoden zwischengelagert wurden, zum Penis transportiert. Wird der Strang nun durchtrennt, ist die Verbindung von Hoden und Penis gekappt und der Mann nicht mehr zeugungsfähig, da die im Hoden produzierten Spermien nicht mehr in die Samenflüssigkeit gelangen können.

Von den meisten Männern als leicht unangenehm empfunden wird die lokale Betäubung der Haut des Hodensacks. Zunächst wird die Haut und dann das darunterliegende Gewebe unempfindlich gemacht, sodass Sie zwar spüren, dass am Hodensack operiert wird, dies jedoch nicht als schmerzhaft empfinden.

Die Operation besteht nun im Grunde darin, beide Samenleiter aufzusuchen, sie von den begleitenden Blutgefäßen und Nerven zu befreien und zu durchtrennen. Damit die durchtrennten Enden nicht durch einen Zufall wieder zusammenwachsen können, entfernt man auf jeder Seite ein kleines Stück von etwa 2 cm Länge und lässt den Pathologen unter dem Mikroskop bestätigen, dass es sich tatsächlich um ein Stück Samenleiter handelt. Schlussendlich werden die freiliegenden Enden der Samenleiter noch sorgfältig verschlossen und in unterschiedliche Gewebsschichten gebettet, damit sie auf keinen Fall wieder zusammenwachsen können.

Einige Urologen führen die Operation durch einen kleinen, etwa 1 cm langen Schnitt auf beiden Seiten durch, der nach dem Eingriff in der Regel mit einem selbstauflösenden Faden verschlossen wird. Der Vorteil dieses Fadens ist, dass er nicht gezogen werden muss, denn die Fadenenden fallen nach Verheilen der Wunde von allein ab. Eine sehr elegante Operationsmethode der Unterbindung wurde in den siebziger Jahren in China entwickelt und trat mit einiger Verspätung in den Neunzigern ihren Siegeszug um die Welt an. Der Clou an dieser Methode ist, dass sie ohne ein Skalpell auskommt, erheblich schneller und schonender ist als die konventionelle Technik und darüber hinaus weniger Komplikationen verursacht. Die Samenleiter werden über ein kleines Loch in der Haut des Hodensacks nach außen gezogen, durchtrennt und verschlossen. Das kleine Loch in der Haut wird nach dem Eingriff für einige Minuten zwischen zwei Fingern zusammengedrückt und verschließt sich von allein, sodass es manchmal mit dem bloßen Auge nicht einmal mehr zu erkennen ist.

Auch wenn Komplikationen bei beiden Methoden generell selten auftreten, so wird Sie Ihr Urologe ausführlich darüber aufklären. Sicher erwiesen ist, dass die Komplikationsrate hauptsächlich von der Erfahrung des operierenden Urologen abhängt; je mehr dieser im Jahr operiert, desto geringer ist das Komplikationsrisiko. Also nachfragen! Ein Bluterguss im Hodensack und eine Infektion der Wunde sind die häufigsten Komplikationen, beide können bei 2–4 % der operierten Männer auftreten.

Auch nach einer Vasektomie werden im Hoden weiter Spermien produziert. Bleibt die Frage zu klären, was mit denen geschieht, wenn sie nicht mehr regelmäßig beim Orgasmus verbraucht werden. Nun, die Spermien werden im Nebenhoden einfach einige Tage aufbewahrt und schließlich wieder abgebaut, ohne dass das ein Mann nach einer Unterbindung merkt. Mitunter von Männern geäußerte Befürchtungen, es käme nach einer Unterbindung zu einem Samenstau, sind vollkommen unbegründet. Bei der Gelegenheit sei in Erinnerung gerufen, dass die Samenzellen allein nur einen sehr geringen Anteil an der beim Samenerguss ausgestoßenen Samenflüssigkeit ausmachen, den weitaus größten Teil steuern die Samenblasen und die Prostata bei. Dies ist auch der Grund, warum sich nach einer Vasektomie weder Menge noch Aussehen der Samenflüssigkeit ändern, es fehlen lediglich die Samenzellen, und den Unterschied sieht man mit bloßem Auge nicht.

Kehren wir zurück zu Thomas und Heike. Thomas hat den Eingriff gut überstanden, ist allerdings ein wenig geschafft von der Anspannung und müde von der Beruhigungstablette. Heike holt ihn aus der

Klinik ab und fährt ihn nach Hause. Bis einige Stunden nach dem Eingriff wirkt das örtliche Betäubungsmittel, dann kann es sein, dass die beiden Operationsstellen ein wenig schmerzen. Zur Sicherheit hat Thomas von seinem Urologen einige Schmerztabletten erhalten, von denen er nur am Abend des Operationstages eine braucht. Für 2–3 Tage ist nun ein wenig Schonung angesagt, insbesondere schweißtreibende sportliche Aktivitäten, Schwimmen, längeres Sitzen im Auto oder gar Fahrradfahren sind nicht zu empfehlen. Nach dem Duschen am zweiten Tag nach der Operation kann man ein neues Pflaster auf die Operationsstellen kleben.

Auch nach einer Unterbindung muss zunächst eine sichere Verhütungsmethode zusätzlich angewendet werden, denn es gilt den Erfolg der Vasektomie erst nachzuweisen. Dies geschieht durch mindestens zwei Ejakulatuntersuchungen nach der Unterbindung. Erst wenn in beiden Proben kein einziges Spermium mehr zu finden ist, gilt die Unterbindung als geglückt und die Verhütung als sicher. Bis dahin muss in unserem Beispiel Heike die Pille weiter einnehmen, um eine ausreichende Empfängnisverhütung sicherzustellen. Dies gilt auch dann, wenn in der ersten Untersuchung nach der Operation noch Spermien gefunden werden, in diesem Fall muss die Untersuchung der Ejakulatprobe nach weiteren sechs Wochen wiederholt werden.

Unterzieht sich nun ein Mann in seinem 40. Lebensjahr einer Vasektomie, hat er statistisch fast noch einmal 40 Jahre seines Lebens vor sich. Grund genug also, möglichen Langzeitwirkungen einer Vasektomie Beachtung zu schenken. Deren Auswirkungen auf den gesamten Körper wurden in den letzten Jahren untersucht; keine der dazu durchgeführten Studien an einigen tausend Männern konnte jedoch einen Zusammenhang mit Erkrankungen des Immunsystems, des Herzens oder des Blutgefäßsystems feststellen, diesbezüglich ist also nach dem derzeitigen Stand der Wissenschaft Entwarnung zu geben.

Einige Männer klagen nach einer Unterbindung über dauerhafte Schmerzen in Hoden und Nebenhoden, und die betroffenen Männer sind erheblich in ihrem Wohlbefinden beeinträchtigt. Sind die Schmerzen hauptsächlich im Nebenhoden lokalisiert, kann unter Umständen eine operative Entfernung der Nebenhoden helfen.

Vor einigen Jahren nun tauchten Berichte auf, wonach bei Männern, die sich 20 Jahre zuvor einer Vasektomie unterzogen hatten, ein erhöhtes Risiko eines bösartigen Prostatatumors bestünde. Weltweit war die Aufregung groß, schließlich unterziehen sich einige Millionen Männer jährlich einer Unterbindung. Also ist man der Sache auf den Grund gegangen und hat zwei große Studien an vielen tausend Männern unternommen. Heraus kam nun, dass es derzeit keinen Hinweis dafür gibt, dass nach einer Unterbindung tatsächlich ein erhöhtes Risiko für einen Prostatatumor oder für eine andere Erkrankung besteht. Folglich hat man empfohlen, an der derzeitigen Praxis der Unterbindung nichts zu ändern, aber 20 Jahre nach einer Unterbindung eine jährliche Vorsorgeuntersuchung durchzuführen. Nun, die meisten Männer sind dann ohnehin in einem Alter, in dem sich dies empfiehlt.

Noch einmal zu Thomas und Heike. 3 Monate nach der Unterbindung hat Thomas die zweite Ejakulatprobe bei seinem Arzt untersuchen lassen. Schon in der ersten vor einigen Wochen konnte der Urologe keine Samenzellen mehr finden. Auch in der zweiten Untersuchung ist dies der Fall, damit ist die Vasektomie erfolgreich verlaufen, bei Thomas besteht eine zuverlässige Verhütung, und Heike kann die Pille nun endgültig absetzen. Allerdings, und das ist eigentlich ein Wermutstropfen, werden die Kosten für die Operation nicht zwingend von den Krankenversicherungen übernommen, sodass einige hundert Euro selbst zu zahlen sind. Aber versuchen Sie es einfach, hartnäckige Verhandlungen mit der eigenen Kasse können sich manchmal durchaus auszahlen.

## Doch noch mal Vater werden: Vasovasostomie

Dinge können sich ändern, eine Trennung und eine neue Partnerschaft wecken vielleicht erneut den Wunsch nach Kindern. Man schätzt, dass 2–6 % der Männer ihren Urologen mit dem Wunsch aufsuchen, die Vasektomie rückgängig zu machen. Das ist prinzipiell möglich, wenn auch kein so leichtes Unterfangen. Wieder gilt, dass die Operation in den Händen eines in dieser Technik erfahrenen Urologen eine höhere Erfolgschance verspricht. Im Gegensatz zu einer meist ambulant vorgenommenen Unterbindung müssen Sie 1–2 Tage Klinikaufenthalt einplanen, außerdem ist meist eine Vollnarkose für die Operation nötig. Oft dauert der Eingriff mehrere Stunden und ist eine recht knifflige Angelegenheit. Zunächst werden die beiden Enden des Samenleiters aufgesucht und angefrischt. Nun erinnern Sie sich bitte an das Kaliber des Samenleiters – es entspricht etwa dem einer Bleistiftmine – und stellen Sie sich nun bitte vor, dass man zwei kleine Gänge dieser Größe wieder vereinigen muss. Die Verbindung wird meist unter dem Operationsmikroskop wiederhergestellt, und zwar mit winzig kleinen Fäden, die man mit dem bloßen Auge fast nicht erkennen kann. Um eine stabile und durchgängige Verbindung herzustellen sind in der Regel 24(!) dieser Nähte erforderlich; dass dies einige Zeit in Anspruch nimmt, kann man sich leicht vorstellen.

Ebenso wichtig wie die Operation selbst ist die Zeit nach dem Eingriff, und hier, liebe Leser, können Sie den Erfolg der Operation mitbestimmen. Ähnlich wie nach der Vasektomie sollten Sie erst am zweiten Tag nach der Operation duschen. Wichtig ist aber vor allem, dass Sie in den ersten 6 Wochen nach der Operation tagsüber und auch nachts ein so genanntes Suspensorium tragen, das ist eine Art Beutel um den Hodensack, der mit Bändern um die Hüfte befestigt wird. Die erotische Ausstrahlung dieser Vorrichtung hält sich in Grenzen, sie ist aber für den Erfolg der Operation von entscheidender Bedeutung. Das Suspensorium nämlich hält die Hoden dicht am Körper und schränkt ihre Beweglichkeit ein, das ist besonders wichtig, denn Zugkräfte auf die frisch zusammengenähten Samenleiter könnten die Verbindungsstelle wieder einreißen lassen und so den Erfolg der Operation gefährden.

Schwere körperliche Arbeiten und Sport sollten Sie in den ersten Wochen nach dem Eingriff ganz unterlassen, und danach auch nur mit einem angelegten Suspensorium. Auf Geschlechtsverkehr oder andere sexuelle Aktivitäten, die mit einem Samenerguss einhergehen, müssen Sie in den ersten 4 Wochen nach dem Eingriff gänzlich verzichten, um der Verbindungsstelle die Gelegenheit zu geben, vollständig abzuheilen.

Nach 4 Wochen, 3 und 6 Monaten stehen dann Untersuchungen der Samenflüssigkeit an, bei denen man jeweils nach Spermien fahndet. Die Ergebnisse der Operation können sich sehen lassen, bei den allermeisten Männern werden nämlich nach der Wiederherstellung der Verbindung zwischen Hoden und Penis Spermien in der Samenflüssigkeit nachgewiesen, und rund zwei Drittel der operierten Männer können nach dem Eingriff wieder Kinder zeugen. Dabei ist die Chance, ein Kind zu zeugen, in den ersten Monaten nach der Operation am größten. Die Operation kostet mit einem kurzen stationären Aufenthalt rund 2000 Euro, und wiederum werden die recht erheblichen Kosten für den Eingriff in der Regel nicht von der Krankenkasse übernommen.

# Hoden-Notfälle

## Unangenehm und schmerzhaft: die Nebenhodenentzündung

Einige Männer erfahren von der Existenz ihrer Nebenhoden erst, wenn diese bei einer Nebenhodenentzündung Ärger bereiten. In den meisten Fällen sind Bakterien aus der Harnröhre, die durch den Samenleiter in den Nebenhoden wandern können, für die Entzündung verantwortlich. Eine Entzündung des Nebenhodens kommt meist schleichend über Stunden oder gar Tage mit einem geschwollenen und geröteten Hodensack daher und kann sehr schmerzhaft sein. Auch Beschwerden beim Wasserlassen sind nicht selten. Falls Sie nun einmal solche oder ähnliche Symptome bei sich bemerken, sollten Sie sich nicht scheuen, sofort einen Arzt aufzusuchen, denn meist geht eine solche Entzündung nicht ohne Behandlung vorüber. Ihr Arzt wird einen Urintest machen, den Hoden abtasten und mit Ultraschall untersuchen. Bestätigt sich der Verdacht auf eine Nebenhodenentzündung, ist in der Regel eine medikamentöse Behandlung mit einem Antibiotikum und manchmal zusätzlich mit einem Schmerzmittel notwendig. Weiterhin empfiehlt es sich, einige Tage vorwiegend zu liegen, den Hoden mit einem kleinen zusammengefalteten Handtuch hochzulagern und zu kühlen. Die Beschwerden lassen dann bald nach, und wenn Sie rechtzeitig zum Arzt gehen, bleibt das ganze meistens folgenlos. Ein zweiter wichtiger Grund, sofort einen Arzt aufzusuchen, ist die mögliche Verdrehung eines Hodens, die man nicht zweifelsfrei von einer Nebenhodenentzündung unterscheiden kann.

## Hodentorsion – eine Notfallsituation!

Von einer Verdrehung eines Hodens im Hodensack, einer sogenannten Hodentorsion, ist etwa einer von 4000 Männern betroffen. Wenn es sich auch um eine recht seltene Erkrankung handelt, so ist die Hodentorsion doch eine urologische Notfallsituation, die sofortiges Handeln, meist eine Operation, erfordert. In den meisten Fällen sind junge Männer zwischen 12 und 30 Jahren betroffen, später hingegen kommt es nur noch sehr selten zu einer Hodenverdrehung.

In vielen Fällen spielt sich die Geschichte so oder so ähnlich ab: Beim Sport, zum Beispiel während des Laufens oder Radfahrens, kommt es ohne einen besonderen Schlag oder Stoß auf den Hoden zu einem plötzlichen starken Schmerz, der auch zunächst nicht nachlässt. Wenn man den betreffenden Hoden abtastet, bemerkt man schnell, dass er höher im Hodensack hängt als der auf der anderen Seite und sehr schmerzempfindlich ist. Zudem sieht der junge Mann schon auf den ersten Blick krank aus und ist meist blass und ängstlich.

Was ist passiert? Die Hoden hängen nach ihrer Wanderung aus dem Bauchraum in den Hodensack relativ beweglich und können dort frei hin und her schwingen. Aus diesem Grunde ist – nebenbei erwähnt – das Joggen ohne eine relativ enge Hose oder Unterhose nicht sehr angenehm. Vielleicht erinnern Sie sich: Jeder Hoden hängt an einem Strang aus Blutgefäßen, Nerven und dem Samenleiter im Hodensack und erhält durch diesen Strang frisches sauerstoffreiches Blut direkt aus der Bauchschlagader. Bei einer Hodentorsion verdreht sich der betroffene Hoden um seine eigene Achse und legt diesen Versorgungsstrang in eine enge Schlinge. Ähnlich wie bei einer Schlaufe in einem Gartenschlauch wird der Durchfluss durch die Blutgefäße erschwert oder gar ganz abgeklemmt, was beim Hoden die Folge hat, dass ihn entweder kein frisches Blut erreichen kann oder dass das Blut nicht wieder aus dem Hoden abfließt, sondern sich dort staut.

Nach der Verdrehung spürt man, wie bereits geschildert, einen plötzlich beginnenden Schmerz im betroffenen Hoden und der Mann ist von einem auf den anderen Moment schwer krank. In den meisten Fällen dreht sich der Hoden nach innen, in etwa einem Drittel nach außen. Mitunter kann es auch passieren, dass er sich zweimal verdreht, also ein regelrechtes Knäuel im Samenstrang entsteht.

In einer solchen sehr eindeutigen Situation gilt es, sofort zu handeln und den betroffenen jungen Mann so schnell es geht in eine urologische Klinik zu bringen. In der Tat kommt es darauf an, innerhalb weniger Stunden den Blutfluss zum Hoden wiederherzustellen, um das empfindliche Gewebe vor einer unwiederbringlichen Schädigung zu bewahren. In der Klinik angekommen, wird eine spezielle Ultraschalluntersuchung des Hodens durchgeführt, die es ermöglicht, den Blutfluss zu messen. Besteht nur der geringste Zweifel, entschließt man sich zu einer Operation, auch wenn es gerade zwei Uhr am Morgen ist.

Die Operation wird in Vollnarkose vorgenommen und besteht im Wesentlichen darin, nachzusehen, ob eine Verdrehung vorliegt, und falls ja, diese zu beheben. Der verdrehte Hoden samt Samenstrang wird zurückgedreht, und der operierende Urologe kontrolliert, ob der Hoden nach der Entwirrung wieder genug Blut erhält und das Hodengewebe lebendig wirkt. Ist dies der Fall, werden noch einige Nähte an der Hodenhaut angebracht, die den Hoden in der richtigen Stellung fixieren und so verhindern, dass eine Verdrehung noch einmal passiert. Der kleine Schnitt am Hodensack wird wieder mit sich selbst auflösenden Fäden verschlossen, die nicht gezogen werden müssen, sondern nach Verheilen der Wunde von selbst ausfallen.

Leider sind solche eindeutigen Fälle einer Hodenverdrehung eher die Ausnahme. Nicht selten sucht der betroffene Mann erst nach Tagen oder gar Wochen einen Arzt auf. Nach einigen Tagen ist der Hoden in der Regel nicht mehr zu retten und muss meist entfernt werden.

Auch für einen Urologen mit langjähriger Erfahrung ist es mitunter nicht einfach, eine Hodentorsion zu erkennen. Sie wird gelegentlich als das Chamäleon in der Urologie bezeichnet; fast bei jedem Patienten nämlich kann sie andere Symptome hervorrufen. Aus diesem Grunde möchte ich Sie bitten: Gehen Sie sofort zum Arzt, wenn Sie einen plötzlichen Schmerz im Hoden verspüren. Setzten Sie Ihren Sohn oder Enkel ins Auto, wenn er Beschwerden im Hoden hat, und suchen Sie mit ihm eine urologische Klinik auf, auch wenn es mitten in der Nacht ist. Ich bin mir sicher, er wird es Ihnen eines Tages danken.

## Hodentumor: eine Erkrankung des jungen Mannes

Der Amerikaner Lance Armstrong war bereits einmal in den neunziger Jahren ein Ausnahme-Radsportler, mittlerweile hat er nach sechs Siegen bei der Tour de France seine sportliche Laufbahn beendet. Im Jahr 1997 jedoch veränderte eine Erkrankung sein Leben von Grund auf: Ein bösartiger, bereits weit fortgeschrittener Tumor seines linken Hodens hatte seinen gesamten Körper mit Absiedlungen (Metastasen) überwuchert. Nach einer Reihe von Operationen, unter anderem musste der betroffene Hoden und eine Absiedlung in seinem Gehirn entfernt werden, und einer Chemotherapie gilt er nun als geheilt. Mehr noch: Nach der Krebserkrankung fand er mit dem Sieg bei der Tour de France 1999 zurück in die Weltspitze, die er dann viele Jahre dominierte.

Auch wenn bösartige Tumoren des Hodens insgesamt selten sind und mit dem Fortschritt in der Medizin in den letzten 30 Jahren ihren Schrecken verloren haben, gehört in ein Buch über Männergesundheit selbstverständlich auch ein Kapitel über Hodenkrebs. Immerhin ist dies die häufigste bösartige Erkrankung unter Männern zwischen 15 und 35 Jahren – Grund genug, uns ausführlich mit diesem Thema zu befassen. Allen Männern, unabhängig von ihrem Alter, möchte ich dieses Kapitel ans Herz legen, den jüngeren um ihrer eigenen Gesundheit willen und den älteren um der Gesundheit ihrer Söhne und Enkel willen.

Wenn Lance Armstrong den Anstieg nach Alpe d'Huez hochkurbelt, dann ist das ein Erfolg seiner Willensstärke und Kondition, aber auch eines dramatischen medizinischen Fortschrittes in den letzten 30 Jahren. Heute ist Hodenkrebs mit den vorhandenen medizinischen Möglichkeiten im Prinzip heilbar, und weniger als 5 von 100 betroffenen Männern sterben an der Krankheit. Noch 1970 sah dies ganz anders aus: Mehr als die Hälfte der betroffenen Männer starb, und einige besonders bösartige Tumoren kamen geradezu einem Todesurteil gleich.

Besonders dramatisch ist das Alter der betroffenen Männer, zumeist trifft es Männer zwischen 20 und Anfang 30, Männer in der Sturm- und Drangphase ihres Lebens, mit Plänen und Träumen. Sind diese Männer plötzlich mit dem Thema Tod und Sterben konfrontiert, bricht für viele eine Welt zusammen. In Gesprächen mit den Betroffenen taucht fast immer die Frage auf: Warum gerade ich? Die Frage ist seitens des Urologen meist nicht erschöpfend zu beantworten, eine Vielzahl von Faktoren kommt dafür in Frage. Im Erbgut verankerte Faktoren werden ebenso verdächtigt, Hodenkrebs zu verursachen, wie die Zugehörigkeit zu einer bestimmten Rasse. Unter Männern weißer Hautfarbe ist der Hodenkrebs beispielsweise dreimal häufiger als unter Männern schwarzer Hautfarbe. Umgebungsfaktoren und Lebensumstände scheinen eine Rolle zu spielen, denn unter schwarzen Männern in Amerika ist die Erkrankung zehnmal häufiger als unter schwarzen Männern in Afrika. Ebenso tritt die Erkrankung bei Männern mit einem hohen sozialen Status häufiger auf als bei solchen mit eher geringem sozialem Status, ohne dass man bisher die Ursache dafür kennt. Auch ohne schlüssige Erklärung blieb die Beobachtung, dass Hodenkrebs bei Männern jüdischen Glaubens achtmal häufiger ist als bei Männern anderen Glaubens.

In Europa tritt Hodenkrebs in Skandinavien, Deutschland und der Schweiz besonders häufig auf und in den letzten Jahrzehnten scheint sich eine Zunahme der Erkrankungszahlen abzuzeichnen. Verglichen mit den dreißiger Jahren hat sich die Häufigkeit in den USA auf 3,4 pro 100 000 Männer fast verdoppelt. In Dänemark stieg die Häufigkeit gar von 3,4 pro 100 000 Männer 1945 auf 6,4 pro 100 000 im Jahre 1970 an.

Aber dennoch möchte ich noch einmal betonen, dass es in den letzten 20 Jahren eine Revolution in der Früherkennung und in der Behandlung der bösartigen Hodentumoren gegeben hat; dieser Durchbruch hat vielen Männern an der Schwelle zum Erwachsenwerden oder jungen Männern in den Zwanzigern und Dreißigern geholfen, die Krankheit erstens zu überleben und zweitens nach einer Heilung eine zweite Chance für ihr Leben zu bekommen. Ich spreche hier bewusst von einer Heilung, denn es geht nicht um eine Verlängerung des Lebens, wie bei den meisten anderen Krebsarten, sondern es geht darum, die bösartige Krankheit ein für alle Mal zu besiegen und bis zur letzten bösartig entarteten Zelle auszurotten. Dass dies eine radikale Therapie sein muss, können Sie sich sicher vorstellen.

Ich darf Ihnen Markus vorstellen. Der 24-Jährige studiert im vierten Semester Biologie und Sport an einer süddeutschen Universität und lebt seit ein paar Monaten mit seiner Freundin Christiane zusammen. Markus ist fanatischer Mountainbiker und fährt regelmäßig mit Freunden durch den Schwarzwald und die Alpen. Auf einer Tour vor einiger Zeit ist ihm aufgefallen, dass ihn etwas beim Sitzen auf dem Sattel störte und am Abend konnte er dieses Etwas als einen harten, etwa erbsengroßen Knoten an seinem rechten Hoden identifizieren. Da dieser Knoten aber nicht wehtat, maß Markus seiner Entdeckung zunächst keine weitere Bedeutung bei.

Der Knoten wurde im Verlaufe der nächsten 3 Monate größer, und Markus begann sich langsam Sorgen zu machen. Noch hatte er jedoch nicht den Mut, sich seiner Freundin oder einem Arzt anzuvertrauen. Dann jedoch entdeckte seine Freundin beim sonntagmorgendlichen Kuscheln den Knoten an Markus rechten Hoden, der mittlerweile die

Größe einen Haselnuss hatte und auch jetzt keinerlei Beschwerden verursachte. Christiane war erst erschrocken und dann bestürzt, dass Markus den Knoten schon einige Monate vorher bemerkt hatte. Noch am Sonntag rief Christiane einen Freund ihres Vaters an, der eine urologische Praxis in ihrer Heimatstadt führt. Nachdem der von dem nicht schmerzhaften und sich hart anfühlenden Knoten im Hoden von Markus gehört hatte, riet er ihm dringend, gleich am Montag eine urologische Klinik aufzusuchen und den Hoden untersuchen zu lassen.

Als Markus dies dann am nächsten Morgen zusammen mit seiner Freundin tat, ging alles sehr schnell. Ein Assistenzarzt hörte sich die Beschwerden an, tastete den Hoden vorsichtig ab und leitete schließlich mit dem Verdacht auf einen bösartigen Hodentumor alle weiteren Untersuchungen in die Wege. Zunächst wurde Blut abgenommen und zur Bestimmung sogenannter Tumormarker in ein Speziallabor gesendet. Diese Markersubstanzen sind normalerweise nicht im Blut vorhanden, können aber von den entarteten Hodentumorzellen produziert und ins Blut abgegeben werden. Entdeckt man nun im Blut erhöhte Werte dieser Tumormarker, so erhärtet dies den Verdacht auf einen bösartigen Tumor.

Die Blutuntersuchung zeigte nun, dass der Tumormarker Alpha-Fetroprotein, kurz AFP, eine 100-mal höhere Konzentration im Blut von Markus aufwies als es der Grenzwert zulässt. Als Nächstes wurde eine Ultraschallaufnahme des betroffenen Hodens gemacht, auf der der Urologe den befallenen Teil des Hodens erkennen und die Ausmaße des Tumors ausmessen konnte. Bei Markus zeigte sich, dass dieser mittlerweile fast den ganzen unteren Teil des rechten Hodens einnahm und dass sein Durchmesser 2 cm betrug. Der Urologe in der Klinik riet ihm zu einer Operation, bei der der rechte Hoden über einen Schnitt in der Leiste entfernt werden sollte, und erklärte, dass während der Operation eine kleine Probe aus dem suspekten Areal im Hoden entnommen und von einem Pathologen unter dem Mikroskop untersucht würde, um die Diagnose bösartiger Hodenkrebs endgültig zu bestätigen. Markus war einverstanden und stimmte einer Operation am folgenden Tag zu.

Die Operation verlief ohne Probleme, allerdings bestätigte die Diagnose des Pathologen den Verdacht eines bösartigen Hodentumors, genauer gesagt handelte es sich um einen sogenannten Keimzelltumor, der aus den Zellen hervorgeht, welche eigentlich die Spermien produzieren sollen. Der Hoden war also mit dem gesamten Tumor entfernt worden, allerdings ließ sich damit nicht ausschließen, dass es vorher bereits zu Absiedlungen außerhalb des Hodens gekommen war.

Zu einer Absiedlung eines Tumors kann es kommen, wenn sich entartete Zellen vom Tumor lösen, mit dem Blut oder der Lymphflüssigkeit fortgeschwemmt werden und sich an einer anderen Stelle festsetzen. Ein Hodentumor kann auf verschiedene Weise seine Absiedlungen verstreuen, am häufigsten jedoch sind die Lymphknoten rechts und links der Bauchschlagader betroffen. Lymphgefäße verlaufen meist in der Nähe von Blutgefäßen, und wenn Sie sich daran erinnern, dass die Blutversorgung der Hoden aus dem Bauchraum erfolgt und das Blut auch wieder dorthin fließt, dann wird Ihnen vielleicht klar, wieso es gerade und zuerst zu einer Streuung in den Bauchraum kommt. Die Tumorzellen, die sich im Bauchraum festgesetzt haben, können hier wiederum wachsen und Absiedlungen, sogenannte Metastasen, bilden.

Um mögliche Absiedlungen zu entdecken, wurden bei Markus weitere Untersuchungen vorgenommen. Als Erstes wurde ein Computertomogramm des Bauches aufgezeichnet, dessen Resultat für Markus zunächst niederschmetternd war. Die Bilder zeigten eine Reihe von Absiedlungen des Hodentumors in den Lymphknoten rechts und links der Bauchschlagader, der größte hatte einen Durchmesser von 3 cm. Die Tatsache, dass der Tumor bereits gestreut hatte, hieß nun für Markus, dass die Sache für ihn nach der Entfernung des Hodens noch nicht ausgestanden war und dass sich weitere Untersuchungen und eine Chemotherapie anschließen würden.

Nach der Untersuchung des Bauchraumes schlossen sich weitere Computertomogramme an, je eines von Brustraum und Kopf. Wieder ging man damit der Frage nach, ob sich dort Absiedlungen des Hodentumors finden würden. Bei Markus war dies glücklicherweise nicht der Fall, anders als bei dem Radprofi Lance Armstrong, bei dem man sowohl in der Lunge als auch im Gehirn Absiedlungen des Hodentumors feststellte. Markus wurde nach einigen Tagen nach Hause entlassen, nach 14 Tagen war die Wunde schließlich verheilt und die Fäden konnten gezogen werden. Von seinem Urologen wusste er, dass ihm anstrengende Monate bevorstanden, in denen er so manches Mal würde die Zähne zusammenbeißen müssen. Er würde sich einer aggressiven Chemotherapie unterziehen, die alle noch im Körper verbliebenen Tumorzellen abtöten und Markus damit von seiner Erkrankung endgültig befreien sollte.

Die Chemotherapie besteht aus drei verschiedenen Medikamenten, die als Infusionen verabreicht werden. Die Medikamente werden in einer auf das Körpergewicht abgestimmten Dosierung und in einer festgelegten Reihenfolge über mehrere Tage verabreicht, das ist ein sogenannter Chemotherapie-Zyklus. Praktisch immer wird eine solche Therapie in der Klinik durchgeführt, da bei vielen Männern mit erheblichen Nebenwirkungen zu rechnen ist. Die sehr aggressiven Medikamente greifen nämlich nicht nur die Zellen des Hodentumors an, sie können auch anderweitig im Körper wirken. So fallen vorübergehend die Haare auf dem Kopf und am Körper aus, viele Männer klagen darüber hinaus über eine ausgeprägte Übelkeit und fortwährendes Erbrechen während der Therapie. Die Chemotherapie ist also alles andere als ein Spaziergang, aber gerade sie stellt für Männer wie Markus den Schlüssel zur endgültigen Heilung der Krebserkrankung dar.

Im Idealfall vernichtet bereits der erste Zyklus der Therapie alle noch im Körper vorhandenen bösartigen Zellen. Ist dies jedoch nicht der Fall und in der Wiederholung der Computertomographie nach dem ersten Zyklus ist weiterhin Gewebe des Tumors nachzuweisen, muss die Chemotherapie ein zweites und möglicherweise auch ein drittes Mal wiederholt werden. Für den davon betroffenen Mann keine leichte Zeit – die Chemotherapie fordert mitunter alle Kraft, die Ungewissheit vor einer erneuten Untersuchung ist sehr belastend, ebenso wie die Frage, ob der Tumor weg ist oder nicht, und der Betroffene fürchtet sich davor, vielleicht noch ein weiteres Mal die Strapazen einer Chemo mitmachen zu müssen.

Markus hatte mittlerweile die Chemotherapie überstanden und trug eine Base-Cap, damit er sich keinen Sonnenbrand auf dem kahlen Kopf holte. Christiane und er planten nun einen Urlaub nach der für beide sehr anstrengenden Zeit nach der Operation und während der Chemo. Einige Wochen nach der Therapie wurde ein weiteres Mal im Computertomogramm nach noch verbliebenen lebenden Tumorresten gefahndet, und zur großen Erleichterung von Markus konnten die Radiologen keine Tumorreste mehr finden. Ebenso erfreulich war, dass die Tumormarker in seinem Blut von den extrem hohen Werten vor der Operation auf nicht mehr messbare Werte abgefallen waren, sodass vorerst keine weitere Chemo anstand.

In einem längeren Gespräch mit seinem Urologen erfuhr Markus, wie es in der Zukunft für ihn weitergehen sollte und welche Nachuntersuchungen notwendig waren. Liegt die Erkrankung wie bei Markus erst wenige Wochen zurück, werden die Nachsorgeuntersuchungen in Abständen von 3 Monaten geplant, sind hingegen bereits 2 oder mehr Jahre vergangen, ohne dass der Tumor zurückgekehrt ist, kann der Abstand der Untersuchungen in der Regel auf 6 Monate verlängert werden.

Der Tumor wird also Markus die nächsten Jahre seines Lebens begleiten, ebenso die Ungewissheit vor jedem weiteren Nachsorgetermin. Aber dennoch kann er sein Leben wie geplant und mit Christiane zusammen erträumt weiterleben. Aber es sei an dieser Stelle in Erinnerung gerufen, was ich zu Beginn dieses Kapitels erwähnte: Noch vor 30 Jahren war es für die betroffenen Männer nicht selbstverständlich, eine Chance auf Heilung von ihrer Erkrankung zu erhalten, ganz im Gegenteil, für viele von ihnen hieß die Diagnose Hodenkrebs der Abschied von ihren Plänen und Träumen, für nicht wenige der Abschied vom Leben. Der Fortschritt in der Urologie hat es möglich gemacht, dass weit über 90 % der Männer mit einem bösartigen Hodentumor für immer geheilt werden können. Dies ist bisher unerreicht in der Medizin und eröffnet jedes Jahr für einige tausend Männer in Deutschland die Chance auf ein zweites Leben.

Wie für alle anderen bösartigen Erkrankungen, so gilt auch für den Hodenkrebs: Je früher der Tumor erkannt wird, desto besser sind die Behandlungsmöglichkeiten und desto größer die Heilungschancen. Hier kommt das Stichwort Krebsvorsorge ins Spiel, und die ist beim Hodentumor im Prinzip sehr einfach durchzuführen. Im Hodensack gelegen, sind die Hoden nur von einer dünnen Haut umgeben und von außen einfach abzutasten. Empfehlenswert für die frühe Erkennung eines Hodentumors ist es, wenn jeder Mann seine Hoden einmal in der Woche bewusst nach einem bestimmten Schema selbst untersucht. Diese Untersuchung sollte in einer warmen Umgebung, also unter der Bettdecke oder unter der Dusche vorgenommen werden, denn das erleichtert sie enorm.

Am besten fixiert man einen Hoden mit der linken Hand und tastet mit der rechten Hand den Hoden ringsherum vorsichtig ab, wobei auf den Nebenhoden zu achten ist. Der befindet sich am oberen Pol etwas nach hinten versetzt und seine allzu kräftige Berührung wird von vielen Männern als recht unangenehm empfunden. Bei der Untersuchung des Hodens sollte nach einer Vorwölbung oder Verhärtung der Oberfläche gefahndet werden, als solche kann sich ein Tumor bemerkbar machen. Ist man auf der einen Seite fertig, wendet man sich der Gegenseite zu.

Mit etwas Übung dauert die Untersuchung vielleicht 2 Minuten, und die sind es allemal wert, investiert zu werden. Das Wichtigste aber ist die Konsequenz aus der Untersuchung, wenn Sie eine verdächtige Stelle an einem Ihrer Hoden bemerken sollten. Zögern Sie nicht, Ihren Urologen aufzusuchen, er wird Sie untersuchen und in den allermeisten Fällen sicher beruhigen können.

In der Praxis machen leider die wenigsten Männer von dieser Möglichkeit einer Krebsfrüherkennung Gebrauch, darum möchte ich Ihnen, liebe Leser, eine solche Selbstuntersuchung der Hoden unbedingt ans Herz legen. Sind Sie im gefährdeten Alter zwischen 15 und 40, dann tasten Sie beide Hoden einmal in der Woche selbst ab, und sind Sie mittlerweile älter als 40, dann geben Sie bitte Ihren Söhnen und Enkeln dieses Buch in die Hand.

Bei vielen der von einem Hodentumor betroffenen Männer stellt sich nach überstandener Erkrankung der Wunsch nach Kindern ein, aus diesem Grund möchte ich am Schluss des Kapitels noch auf das Thema Fruchtbarkeit nach einem Hodentumor zu sprechen kommen. Nach der Entfernung des einen Hodens kann im Prinzip der andere genug Spermien produzieren, um auf natürlichem Weg ein Kind zu zeugen. Dies ist bei einigen Männern nach überstandener Erkrankung der Fall. Leider verschlechtert sich aber mit der Entstehung eines Tumors die Fruchtbarkeit, also die Qualität der Samenflüssigkeit, erheblich; warum das so ist, weiß man bisher nicht genau. Zudem kann die Chemotherapie auch den verbliebenen und eigentlich gesunden Hoden schädigen und die Qualität der Samenflüssigkeit noch weiter beinträchtigen. Beide Faktoren können die Fruchtbarkeit so weit einschränken, dass eine spätere Schwangerschaft auf natürlichem Wege kaum mehr möglich ist.

Aus diesem Grunde machen viele Männer von der Möglichkeit einer Konservierung der Samenflüssigkeit Gebrauch. Vor einer Therapie wird Samenflüssigkeit, etwa durch Masturbation, gewonnen und dann für eine mögliche spätere Befruchtung eingefroren. Die so konservierten Samenzellen sind im Prinzip unbegrenzt haltbar und können auch viele Jahre nach der Gewinnung noch für eine künstliche Befruchtung benutzt werden. Lance Armstrong zum Beispiel hat vor seiner langen, aggressiven Chemotherapie eine solche Kryokonservierung seiner Samenflüssigkeit vornehmen lassen und ist auf dem Wege der künstlichen Befruchtung Vater zweier gesunder Kinder geworden.

Am Schluss möchte ich Ihnen das Buch *Tour des Lebens* von Lance Armstrong ans Herz legen – die bewegende Geschichte eines Mannes, dessen größte Herausforderung in seinem bisherigen Leben nicht an einem Alpenpass während der Tour de France auf ihn wartete, sondern in einer Klinik. Dieser Mann verdeutlichte, welch gewaltige Fortschritte die Urologie in der Behandlung des bösartigen Hodentumors in den letzten Jahren gemacht hat; es bleibt zu wünschen, dass solche Fortschritte in den nächsten Jahren auch für andere Erkrankungen möglich werden.

# Prostata

## Gefährliche Tabuzone Prostata

Mit der Prostata ist das so ähnlich wie mit dem Auspuff an Ihrem Wagen. Dass am Auspuff etwas nicht stimmt, merkt man immer erst dann, wenn es fast zu spät ist, sprich der Auspuff ein lärmendes Loch hat oder gar abfällt. Im Nachhinein kam einem der Wagen in den letzten Wochen schon irgendwie lauter vor als gewohnt, aber man hatte gehofft, dass man sich getäuscht hätte und dass alles gar nicht so schlimm sei. Hätte man hingegen geahnt, dass er gleich abfallen würde – mon dieu!

Ähnlich schleichend wie so ein marodes Auspuffrohr entwickelt sich beim älteren Mann das Prostataleiden, nur nehmen die meisten Männer ihre Prostata erst dann überhaupt zur Kenntnis, wenn bereits ein ernsthaftes Problem besteht oder es gar zu spät ist. Genau genommen wissen die meisten Männer mehr über ihr Auto, ihr Boot, ihren Golfplatz oder ihr Skigebiet als über ihre Prostata. Das genau gilt es zu ändern, und, liebe Männer, ich will Sie am Anfang des Kapitels über die Prostata mit einem drastischen Beispiel wachrütteln.

Ich darf Ihnen Franz vorstellen. Mit nun 58 Jahren blickt er auf 35 arbeitsreiche Jahre zurück. Als 23-Jähriger hat er den kleinen Handwerksbetrieb seines Vaters übernommen und einen mittelständischen Betrieb mit knapp 100 Mitarbeitern aufgebaut. Das Geschäft läuft gut, beide Kinder studieren und seine Frau und er freuen sich darauf, in absehbarer Zukunft mehr Zeit in ihrem kleinen Landhaus im Piemont zu verbringen. Franz fühlt sich kerngesund, er geht regelmäßig joggen und im Winter Ski fahren. Bei einem Arzt war er bestimmt 10 Jahre nicht mehr, schließlich hatte er nie etwas. Klar zieht es seit einiger Zeit ein wenig im Rücken, aber das liegt wohl daran, dass er beim Umzug seiner Tochter ein wenig zu kräftig zugepackt hat.

Plötzlich werden die Schmerzen im Rücken dann aber stärker und einige Stellen an den Beinen sind wie betäubt. Die Schmerzmittel aus der Hausapotheke bringen keine Besserung, und seine Frau bringt Franz schließlich in die Notaufnahme des städtischen Krankenhauses. Dort stellt sich nun heraus, dass die Schmerzen im Rücken von Franz alles andere als eine Bagatelle sind. Im Röntgenbild sieht der Arzt Schatten in der Lendenwirbelsäule, die dort nicht hingehören, und veranlasst daraufhin weitere Untersuchungen, unter anderem auch die der Prostata.

Die Ergebnisse dieser Untersuchungen liegen am nächsten Tag vor und sind für Franz und seine Familie niederschmetternd. Der Urologe erklärt ihm, dass er an einem bösartigen Tumor der Prostata leidet, der bereits so weit fortgeschritten ist, dass er Absiedlungen in den Knochen der Lendenwirbelsäule gebildet hat. Franz hatte nie Schmerzen, nie irgendwelche Probleme mit der Prostata, und doch ist er nun von einem Tag auf den anderen ein Mensch, dessen Leben eine Grenze hat, obwohl er noch nicht einmal 60 Jahre alt ist. In diesem weit fortgeschrittenen Stadium gibt es keine Behandlung mehr, die Franz von seiner Erkrankung heilen kann, er wird seinen 65. Geburtstag nicht mehr erleben.

Jeder Urologe sieht in seiner Praxis viele solche oder ganz ähnliche Patienten, jedes einzelne dieser Schicksale ist eines zu viel. Wie bei allen Krebserkrankungen kommt es auch bei einem Prostatatumor darauf an, die Erkrankung in einem frühen Stadium zu erkennen, in dem eine Heilung noch möglich ist. Diese Früherkennung, liebe Leser, haben Sie in der Hand! Suchen Sie ab dem 50. Lebensjahr einmal im Jahr einen Urologen auf und lassen Sie sich untersuchen.

## Prostata im Detail: Aufbau und Funktion

Kommen wir jedoch zunächst zurück zur Prostata. Im Folgenden möchte ich Ihnen dieses von vielen Männern so sträflich vernachlässigte Organ ein wenig näherbringen. Dass dies nicht so einfach ist, zeigt folgende Beobachtung: Sobald man als Urologe beginnt, von der Prostata zu erzählen, sind viele Männer irgendwie peinlich berührt und verlegen. Wenn ein Orthopäde von einem gerissenen Kreuzband spricht, ist dies keineswegs der Fall. Genau genommen weiß kaum ein Mann etwas über die Prostata, auch im Sportverein oder am Stammtisch spricht niemand über dieses

Thema. Sie ist eine gefährliche Tabuzone für Männer, Grund genug, ein wenig Public Relation für dieses wichtige Organ zu machen. Die Prostata wiegt in jungen Jahren so um die 18 g, ist nur wenige Zentimeter groß und etwa geformt wie eine Esskastanie; eine solche haben Sie vielleicht schon einmal auf einem Winterspaziergang gegessen. Das Organ liegt im Becken etwas unterhalb der Harnblase, umschließt die Harnröhre und reicht hinab bis in die Nähe des Harnröhrenschließmuskels. Die räumliche Nähe zum Enddarm ist für die Untersuchung der Prostata wichtig, wir kommen später noch darauf zu sprechen.

Die Prostata besteht zu großen Teilen aus Drüsen, die das Prostatasekret, den größten Anteil der Samenflüssigkeit, bilden. Direkt neben der Prostata laufen die beiden Erektionsnerven zum Penis. An dieser Stelle sind die Nerven bei einer Operation der Prostata besonders gefährdet, auch hierauf kommen wir in diesem Kapitel noch zu sprechen.

Das Innere der Prostata unterteilt man grob in eine innere und eine äußere Zone. Die innere Zone umschließt wie bereits erwähnt die Harnröhre, und das Innere ist es auch, was von der gutartigen Vergrößerung der Prostata im Alter hauptsächlich betroffen ist. Die Außenzone hingegen ist der Ort in der Prostata, wo sich am häufigsten bösartige Tumoren bilden – ein Fakt, den man sich bei der Vorsorgeuntersuchung zunutze macht, denn die Außenzone der Prostata liegt direkt neben dem Enddarm und ist so einer Untersuchung relativ leicht zugänglich.

Im Grunde ist es die Aufgabe der Prostata, das sogenannte Prostatasekret zu produzieren und bei Bedarf, also vor einem Samenerguss, über feine Ausführungsgänge in die Harnröhre abzugeben. Das Prostatasekret bildet einen Teil der Samenflüssigkeit und dient unter anderem der Ernährung der Spermien. Neben dem abgegebenen Sekret bildet die Prostata eine weitere Substanz, das sogenannte Prostata-spezifische Antigen, kurz PSA. Dieser Stoff ist im Blut bestimmbar. Während seine Konzentration im Blut normalerweise fast nicht messbar ist, kann ein Anstieg des Werts auf eine krankhafte Veränderung der Prostata, zum Beispiel einen bösartigen Prostatatumor, hinweisen. Auf diese wichtige Methode der Früherkennung eines Prostatatumors kommen wir später aber noch ausführlich zu sprechen.

Die Größe der Prostata und auch ihre Tätigkeit in der Produktion von Sekret und anderen Wirkstoffen wird von diversen Hormonen und Wachstumsfaktoren gesteuert. Da sie wie Hoden und Nebenhoden zu den primären Geschlechtsorganen des Mannes gehört, sind es Geschlechtshormone, die die Funktion der Prostata regulieren. An erster Stelle zu nennen ist das in den Leydig-Zellen der Hoden gebildete Testosteron.

Die Produktion von Testosteron in den Hoden wird von der Hirnanhangdrüse, der so genannten Hypophyse, gesteuert, die wiederum einer übergeordneten Steuerung durch den Hypothalamus (ein Teil des Stammhirns) unterliegt. Werden also Botenstoffe von der Hypophyse in die Blutbahn abgegeben und erreichen diese die Leydig-Zellen in den Hoden, kann die Produktion von Testosteron beginnen. Das fertige Testosteron wird dann in die Blutbahn abgegeben und erreicht auf diesem Wege die Prostata und die anderen Geschlechtsorgane. In der Prostata wird das Testosteron noch einmal umgebaut, das Enzym 5-alpha-Reduktase generiert aus Testosteron das 1,5- bis 2,5fach wirksamere männliche Geschlechtshormon Dihydrotestosteron, kurz DHT. Das DHT steuert nun hauptsächlich das Wachstum, die Entwicklung und die Tätigkeit der Prostata.

Neben DHT können aus dem Testosteron auch weibliche Geschlechtshormone, sogenannte Östrogene, gebildet werden; dies geschieht durch ein Enzym, das man als Aromatase bezeichnet. Allerdings wird nur ein Bruchteil des gesamten Testosterons in Östrogene umgebaut, der Hauptteil geht in die DHT-Produktion.

Unterm Strich ist die Prostata ein recht unspektakuläres Organ, welches mitunter bereits in jungen Jahren Schwierigkeiten macht, aber mit ziemlicher Sicherheit im Alter fast jeden Mann früher oder später beschäftigt. Fangen wir einmal mit einem Prostataleiden an, das bereits in jungen Jahren auftreten kann, der Prostataentzündung oder Prostatitis.

## Prostataentzündung

Wie die anderen Erkrankungen der Prostata, so ist auch die Prostataentzündung ein Tabuthema unter Männern. Dabei ist eine Entzündung der Prostata die häufigste urologische Erkrankung von Männern unter

50 Jahren, und beinahe jeder zehnte Mann bemerkt einmal in seinem Leben Symptome dieser Erkrankung. Mit der Erkrankung Prostatitis verbinden viele der betroffenen Männer eine längere Leidensgeschichte, oft gehen bis zur Diagnose einige Jahre ins Land, und auch dann ist nicht gesagt, dass der Urologe die Beschwerden des betroffenen Mannes lindern kann.

Leider kann man bisher nur im Ausnahmefall die Ursache der Prostataentzündung herausfinden, dann nämlich, wenn es sich um eine akute, durch Bakterien hervorgerufene Infektion handelt. Dies ist jedoch eher selten der Fall, bei den allermeisten betroffenen Männern ist es eine schleichend beginnende, langwierige Angelegenheit, für die man bisher keine Ursache eindeutig verantwortlich machen kann. Dies ist insofern besonders tragisch, da ohne eine Ursache der Prostataentzündung auch keine kausale, also die Ursache ausschaltende Behandlung möglich ist. Viele Faktoren hat man in der Vergangenheit verdächtigt, eine Prostataentzündung hervorzurufen, unter anderem verschiedenste Bakterien, eine Irritation des Nerven- oder Immunsystems der Prostata oder der Blasenentleerung; leider ist die Beweiskette in vielen Punkten noch immer lückenhaft.

Welche Symptome führen nun den Mann zum Arzt? Bei einer akuten Prostatitis, die faktisch immer durch Bakterien hervorgerufen wird, schildert der betroffene Mann meist plötzlich einsetzende Beschwerden beim Wasserlassen in Kombination mit Fieber, Schüttelfrost, allgemeiner Schwäche und Übelkeit. Die Blasenentleerung ist deutlich erschwert, mitunter kommt es gar zu einer kompletten Harnsperre, die Dammregion und die äußeren Geschlechtsorgane schmerzen und der betroffene Mann sucht meist schwer krank seinen Arzt auf.

Anders verhält sich das bei Männern, die an einer sogenannten chronischen Prostataentzündung leiden; diese entwickelt sich meist über einen längeren Zeitraum und kann ganz unterschiedliche Beschwerden hervorrufen. Zumeist berichtet der an einer chronischen Prostataentzündung leidende Mann von immer wiederkehrenden Blasenentzündungen in den letzten Wochen und Monaten und zudem über Schmerzen beim Wasserlassen und beim Stuhlgang. Viele Männer klagen zudem über Schmerzen bei der Ejakulation. Hinzu kommen meist nicht genau zu lokalisierende Schmerzen im Becken, in der Dammregion oder im Penis. Auch wenn die betroffenen Männer nicht einen akut kranken Eindruck machen, so sind sie doch meist schwer in ihrer Gesundheit beeinträchtigt. Diese Form der Prostataentzündung wird wegen ihrer Vielzahl möglicher Symptome auch als chronisches Schmerzsyndrom des kleinen Beckens bezeichnet. Leider ist die chronische Prostataentzündung eine der Erkrankungen in der Urologie, an denen sich die Urologen bisher noch die Zähne ausbeißen, bei der man nur in einer Minderheit der Fälle eine Ursache finden kann und für die es bisher keine wirklich wirksame Therapie gibt.

Findet man Bakterien im Urin oder in der Prostata, schließt sich in der Regel eine mehrwöchige Therapie mit einem Antibiotikum an. Bei vielen Männern können jedoch keine Bakterien nachgewiesen werden, was die Auswahl einer passenden Therapie erheblich erschwert.

Meist versucht man es mit einer Kombinationstherapie verschiedener Wirkstoffe. In dieser Behandlung werden ein Antibiotikum, ein entzündungshemmender Wirkstoff und ein sogenannter Alpha-Blocker kombiniert, wobei Letzterer die Harnröhre erweitern und den Ausfluss aus der Blase verbessern soll. Diese Strategie verschafft vielen Männern eine gewisse Linderung der Beschwerden, aber leider kehren diese nach Absetzen der Medikamente häufig wieder. Wie schon erwähnt: Die Prostataentzündung ist ein bisher nur unzureichend gelöstes Problem für die betroffenen Männer.

## Gutartige Prostatavergrößerung

### Ab 50 ein Problem

Die meisten Männer bemerken erst ab 50, dass sie eine Prostata haben, dann nämlich, wenn sie plötzlich nachts zum Wasserlassen raus müssen oder der junge Mann Mitte 20 neben Ihnen am Pissoir längst fertig ist, während es bei ihnen selbst noch vor sich hin plätschert. Vorsichtiges Nachfragen am Stammtisch oder bei den Freunden aus dem Tennisclub bringt dann zutage, dass den gleichaltrigen Freunden ähnliche Erfahrungen nicht fremd sind. Das liege an der vergrößerten Prostata, heißt es dann häufig, und weiter, das sei nun einmal so im Alter. In der Tat scheint der Harnstrahl nicht mehr so stark zu sein wie früher und überhaupt dauert das Wasserlassen viel länger als noch vor ein paar Jahren. Dem Rat eines Freundes, dass alles in Ordnung sei, so lange man noch über die Skispitzen pinkeln kann, kann man angesichts der neu angeschafften und verdächtig kurzen Carving-Ski nicht mehr so recht trauen.

## Prostatabeschwerden: eine Volkskrankheit

Wir wollen uns ausführlich mit dem Thema der Prostatavergrößerung beschäftigen, Grund genug haben wir, denn allein in Deutschland leiden bei rund 12 Millionen Männern über 50 Jahre nahezu fünf Millionen an Beschwerden, die durch eine sogenannte gutartige Prostatavergrößerung verursacht werden und behandelt werden sollten. Der Anteil der Männer, die das Problem betrifft, nimmt mit wachsendem Alter zu; im fünften Lebensjahrzehnt ist bereits etwas mehr als die Hälfte aller Männer betroffen, später sind es dann beinahe drei Viertel, und bei Männern über 80 Jahren gar 88 %. Die gutartige Prostatavergrößerung ist also ein typisches Problem des älteren Mannes, denn bei Männern unter 30 tritt es praktisch nicht auf.

In Anbetracht der Bevölkerungsentwicklung kann man bei der Prostatavergrößerung und ihren Beschwerden getrost von einer Volkskrankheit sprechen. Nun fällt ein offensichtlicher Widerspruch buchstäblich ins Auge: Nahezu jeder Mann ab einem gewissen Alter leidet an den Symptomen der Prostatavergrößerung, nur spricht niemand darüber. Das wollen wir hier ändern und die Prostatavergrößerung aus der Tabuzone holen, verdient hat sie es allemal.

Dass die Prostata im Alter wächst, ist fast jeden Mannes Schicksal, allerdings muss eine vergrößerte Prostata nicht zwingend auch Probleme verursachen. Falls sie es aber tut, dann sind die Beschwerden recht lästig und schränken das Wohlbefinden bei vielen Männern erheblich ein. Zur Erinnerung sei an dieser Stelle angemerkt, dass sie direkt unter der Blase liegt und den oberen Teil der Harnröhre umschließt. Was passiert nun, wenn die Prostata an dieser Stelle wächst? Im Grunde verlegt das wachsende Prostatagewebe den Blasenauslass, und das Entleeren der Blase ist damit erschwert.

Besteht die Einengung der Harnröhre durch die angewachsene Prostata über einen längeren Zeitraum, kann auch die Blase selbst Schaden nehmen. Muss sie nämlich einen immer höheren Widerstand überwinden, um den Urin nach draußen zu befördern, leiert die Blasenwand aus, es bilden sich kleine Aussackungen in der Wand und Blasenentzündungen. Zudem besteht die Gefahr, dass der unter Umständen infizierte Urin zurück in die Nieren fließt und dort eine Nierenbeckenentzündung verursacht. Wer einmal eine solche Entzündung hatte, wird bestätigen, dass dies kein Spaß ist.

Zum einen ruft die Harnröhrenverengung selbst Beschwerden hervor, und zum anderen ist auch die Blase auf die Dauer beleidigt und reagiert mit einer gewissen Reizung oder Irritation.

## Wie oft müssen Sie nachts raus?

Dies ist nun eine gute Gelegenheit für einen kurzen Exkurs in die Funktion der Harnblase. Die recht nahe beieinander liegenden Organe Blase und Prostata arbeiten zusammen mit dem Schließmuskel in feiner Abstimmung.

Die Blase besteht im Grunde vorwiegend aus Muskelgewebe, das einen Hohlraum formt. Dieser Hohlraum muss außerordentlich dehnbar sein, um ein Urinvolumen bis zu einem Liter fassen zu können. Einzelne Muskelstränge liegen in einem Geflecht recht chaotisch zusammen und kommunizieren miteinander. Dabei ist die Blase alles andere als ein schlaffer Sack, aus dem der Urin der Schwerkraft folgend nach außen läuft. Im Gegenteil: Die Blase hat die Fähigkeit, durch ein Anspannen ihrer Wand einen außerordentlichen Druck zu erzeugen und den Urin aktiv nach außen zu befördern. Ein Netzwerk aus unwillkürlich und willkürlich steuerbaren Nervenbahnen ermöglicht es, dass Blase und Schließmuskel zwei im Grunde gegensätzliche Funktionen ausführen können. Da wäre zum einen die Speicherung von Urin über mehrere Stunden unter Wahrung der Kontinenz und zum anderen die vollständige Entleerung der Blase zu einem willkürlich bestimmten, sozial akzeptierten Zeitpunkt.

Das erste Füllungsgefühl der Harnblase, erster und starker Harndrang sind subjektive Empfindungen, deren bewusste Wahrnehmung entscheidend für die willkürliche Steuerung der Blasenfunktion ist, denn nur wenn man rechtzeitig wahrnimmt, dass die Blase an ihre Kapazitätsgrenze stößt, kann man aktiv darauf reagieren und eine Toilette aufsuchen. Die normale Kapazität der Blase liegt zwischen 400 und 600 ml, wobei es individuell recht starke Schwankungen geben kann. Gewöhnlich setzt der erste Harndrang ein, wenn die Blase zu etwa 70 % ihrer maximalen Kapazität gefüllt ist.

Diese frühe Wahrnehmung ermöglicht es, die Entleerung der Blase problemlos in das Alltagsleben zu integrieren. Das Gefühl des starken Harndrangs signalisiert eine Blasenfüllung von über 90 % der Blasenkapazität und erfordert eine baldige Entleerung, die durch eine aktive Betätigung des Schließmuskels noch einige Zeit hinausgezögert werden kann. Dass eine volle Blase unangenehm und ein ziemlicher Stressfaktor sein kann, kennen Sie, liebe Leser, sicher aus eigener Erfahrung; man stelle sich nur eine Schlange vor dem einzigen Dixi-Klo nach ein paar Bier vor. Ist dann die passende Örtlichkeit für eine Entleerung der Blase erreicht, erschlafft auf ein Signal aus dem Gehirn hin der Schließmuskel, die Muskelstränge in der Blasenwand spannen sich an, der Inhalt der Blase wird durch die Harnröhre nach außen befördert und die Blase dabei komplett entleert.

Solange das reibungslos funktioniert, macht sich eigentlich niemand sonderlich viel Gedanken über die Blase. Das ändert sich drastisch, wenn ein Problem auftritt, dann nämlich hat dies rasch erhebliche Auswirkungen auf das Wohlbefinden und die Lebensqualität. Bei Männern nun ist dies typischerweise in reiferen Tagen der Fall, wenn eine Vergrößerung der Prostata die Blasenentleerung erschwert und die Blase reizt.

## Warum wächst die Prostata im Alter?

Zeit des Lebens unterliegt die Prostata einem steten Wandel; Zellen entstehen, gehen nach einer gewissen Zeitspanne wieder unter und werden durch neue ersetzt. Aufbau und Abbau von Prostatazellen stehen lange Zeit des Lebens im Gleichgewicht, sodass die Größe der Prostata konstant bleibt. Im Alter nun ist der Abbau von Zellen durch eine Reihe von Ursachen vermindert, wodurch die Zellzahl insgesamt steigt und das Organ zu wachsen beginnt. Ohne dass man den genauen Mechanismus kennt, werden hormonelle Ursachen beschuldigt, das Wachstum der Prostata im Alter zu verursachen. Insbesondere das Verhältnis zwischen männlichen und weiblichen Geschlechtshormonen scheint eine Rolle zu spielen. So steigt die Konzentration der weiblichen Hormone beim älteren Mann an, und dies trägt möglicherweise zum Prostatawachstums bei. Weiterhin wird einigen Wachstumsfaktoren unterstellt, zur Vergrößerung der Prostata beizutragen. Als Wachstumsfaktoren bezeichnet man kleine Eiweißmoleküle, die Zellen dazu anregen, zu wachsen oder sich zu vermehren. Immer wieder diskutiert wird auch eine vererbliche Komponente der gutartigen Prostatavergrößerung.

Unterm Strich sind die Ursache und der Mechanismus des Prostatawachstums im Alter noch weitgehend unklar. Immer wieder wurde versucht, Lebensstilfaktoren in Verbindung mit der Entwicklung einer vergrößerten Prostata zu bringen, doch leider muss man sagen, dass dies in den meisten Fällen misslang. Weder die Zugehörigkeit zu einer bestimmten Religion oder Rasse noch das Einkommen oder Faktoren wie Rauchen und Alkoholkonsum scheinen eine Rolle zu spielen. Auch wenn immer wieder die mediterrane Küche proklamiert wird, gibt es für den Einfluss von Ernährungsfaktoren auf die Entwicklung einer gutartigen Prostatavergrößerung keinen überzeugenden Beweis. Ebenso wenig scheint das Sexualleben einen Einfluss darauf zu haben; in einer aktuellen Studie fand man keinen Zusammenhang zwischen der Häufigkeit einer Ejakulation und den Prostatabeschwerden.

Eine vergrößerte Prostata engt allmählich die Ausflussbahn des Harns aus der Blase ein, und die Blase muss daraufhin einen höheren Druck erzeugen, um den Urin nach außen befördern zu können. Mit der Zeit wird dann auch die Blase selbst in Mitleidenschaft gezogen, wobei sich der natürliche Alterungsprozess von Blase und Nervensystem erschwerend auswirken. Besteht die Verlegung der Ausflussbahn über einen längeren Zeitraum, wird sowohl die Fähigkeit der Blase zur Speicherung als auch zur Entleerung beeinträchtigt.

## Wie erkennen Sie eine Prostatavergrößerung?

Zu Beginn bemerkt der betroffene Mann recht wenig. Allenfalls wird ihm eine Abschwächung des Harnstrahls auffallen oder die Beobachtung, dass er viel länger auf der Toilette bleibt als noch vor ein paar Jahren.

Wächst die Prostata weiter, ruft sie immer stärkere Beschwerden hervor. Man unterscheidet hier grundsätzlich obstruktive Beschwerden, die durch die Verlegung der Ausflussbahn hervorgerufen werden, von den irritativen Beschwerden, die durch eine Beeinträchtigung oder Reizung des Gesamtsystems Blase/Prostata hervorgerufen werden. Die Hitliste der Symptome wird von den irritativen Symptomen angeführt, die sich als gehäuftes nächtliches Wasserlassen, häufiger und verstärkter Harndrang oder Gefühl der unvollständigen Blasenentleerung äußern können.

Viele Männer plagen sich eine recht lange Zeit mit diesen Beschwerden herum, bevor Sie einen Urologen aufsuchen. Manche warten gar so lange, bis sich bereits erhebliche Veränderungen der Blase mit Beeinträchtigung der Nierenfunktion eingestellt haben oder es zu einer totalen Harnsperre kommt, sich also überhaupt kein Urin mehr entleert. Beides ist für beide Seiten, den betroffenen Mann und den behandelnden Urologen, eine unangenehme Sache. Meist trifft es den Urologen im Nachtdienst gegen vier Uhr morgens, dann nämlich, wenn sich der betroffene Mann – meist so um die 60 – nach dem Genuss mehrerer Biere am Vorabend in heller Aufregung und mit angstvollem Blick in der Notaufnahme meldet. Eine übervolle Blase ist extrem unangenehm für den Betroffenen, und das Einzige, was in diesem Falle hilft, ist die Blase mit einem Katheter abzulassen. Bis zu einer Harnsperre oder dauerhaften Schädigungen der Blase oder der Nieren sollten Sie es also nicht kommen lassen, sondern rechtzeitig vorher einen Urologen aufsuchen.

## Keine Angst vor der Prostatauntersuchung!

Was bei einer Prostatauntersuchung beim Urologen passiert, darf ich Ihnen, liebe Leser, an einem Beispiel erläutern. Johannes ist 62 und gesundheitlich topfit. In letzter Zeit allerdings ist ihm aufgefallen, dass der Harnstrahl immer schwächer wird und dass er nachts zwei- oder dreimal raus muss. Zudem hat der Hausarzt bei einer Routinekontrolle einmal eine Blasenentzündung festgestellt und ihn daraufhin zum Urologen überwiesen. Ein wenig Bedenken hat Johannes schon, denn mit einem Besuch beim Urologen assoziiert er die nicht sehr vertrauenerweckenden Schilderungen einiger Freunde aus dem Tennisclub, die von komischen Untersuchungen und Instrumenten berichteten. Die Konsultation beginnt mit einem Gespräch, in dem Johannes seine Beschwerden schildert und zu seinen Vorerkrankungen, Operationen und Medikamenten befragt wird. Als Grundlage für dieses erste Gespräch mit seinem Urologen dient ein Fragebogen, den Johannes kurz vorher ausgefüllt hat, der Internationale Prostata-Symptom-Score, kurz IPSS. Der ursprünglich von amerikanischen Urologen entwickelte Fragebogen hat die Aufgabe, die subjektiven Beschwerden von Johannes mit Hilfe von Zahlen objektivierbar zu machen, was es dem Urologen ermöglicht, den Grad der Beeinträchtigung des Patienten durch seine Prostatabeschwerden einzuschätzen. Die folgenden sieben Fragen gilt es zu beantworten und dabei eine Zahl von 0 bis 5 anzukreuzen.

» Wie oft hatten Sie das Gefühl, dass Ihre Blase nach dem Wasserlassen nicht ganz entleert war?
» Wie oft mussten Sie innerhalb von 2 Stunden ein zweites Mal Wasser lassen?
» Wie oft mussten Sie beim Wasserlassen mehrmals aufhören und wieder neu beginnen?
» Wie oft hatten Sie Schwierigkeiten, das Wasserlassen hinauszuzögern?
» Wie oft hatten Sie einen schwachen Strahl beim Wasserlassen?
» Wie oft mussten Sie pressen oder sich anstrengen, um mit dem Wasserlassen zu beginnen?
» Wie oft sind Sie im Durchschnitt nachts aufgestanden, um Wasser zu lassen?

Eine 0 bedeutet, dass die Beschwerden praktisch nie auftreten, und eine 5 sagt aus, dass die Probleme mit der Prostata fast immer präsent sind. Insgesamt ergibt sich bei sieben Fragen eine mögliche Punktzahl von 35, und es gilt: Je größer die Summe, desto größer sind die Beschwerden und auch die Notwendigkeit einer Behandlung. Entsprechend der Punktzahl können die Beschwerden dann als leicht, mittelschwer oder schwer eingestuft werden.

Johannes erreicht einen Wert von 10 Punkten, in seinem Fall ist also von mittelschweren Beschwerden auszugehen. Sein Urologe schlägt ihm eine weitere Abklärung vor und untersucht zunächst den Urin auf eine Infektion oder die Beimengung von Blut. Zudem werden im Blut die Nierenwerte und die Konzentration des Prostata-spezifischen Antigens, kurz PSA, bestimmt, zu dessen Bedeutung ich auf das Kapitel über das Prostatakarzinom verweisen möchte (siehe S. 140).

Schließlich kommt der etwas unangenehme Teil der Untersuchung, die Tastuntersuchung der Prostata mit dem Finger. Mit dieser Untersuchung kann ein erfahrener Urologe die Größe und Konsistenz der Prostata beurteilen sowie auch eine mögliche bösartige Entartung der Prostata feststellen.

Auch wenn sie nicht sehr angenehm ist: Die Tastuntersuchung dauert weniger als 30 Sekunden und ist nicht schmerzhaft. Die Größenbestimmung der Prostata kann nur als Näherungswert bestimmt werden, hat aber auch keine so entscheidende Bedeutung, da das Ausmaß der Beschwerden, der Grad der Harnröhreneinengung und das Ansprechen auf eine spätere Therapie nicht mit der Größe der Prostata korrelieren. Nach der Tastuntersuchung erfolgt für Johannes eine weitere wichtige Untersuchung, die Harnstrahlmessung oder Uroflowmetrie. Zu diesem Zweck wird die Blasenentleerung auf einer speziellen Toilette aufgezeichnet, welche in der Lage ist, das entleerte Volumen sowie die Stärke des Harnstrahls zu registrieren. Die Blasenentleerung kann je nach Gewohnheit im Sitzen oder im Stehen erfolgen. Für den Urologen ist vor allem die maximale Harnstrahlstärke interessant, die in Milliliter pro Sekunde gemessen wird. Liegt die Stärke unter einer gewissen Grenze, spricht dies für eine Verlegung der Ausflussbahn, die eben bei älteren Männern in den allermeisten Fällen durch eine vergrößerte Prostata bedingt ist.

Neben der Harnmenge und der Stärke des Harnstrahls hat ein weiterer Parameter entscheidende Bedeutung: die Menge des in der Blase verbleibenden Resturins. Unter normalen Umständen wird die Blase restharnfrei entleert, aber dies ist bei Männern mit einer Prostatavergrößerung nicht immer der Fall. Die Restharnmenge kann wichtige Hinweise auf die Blasenfunktion geben und sehr einfach mit Hilfe von Ultraschall gemessen werden.

Anhand der Harnstrahlmessung kann der Urologe bei Johannes nun erkennen, dass die Stärke des Harnstrahls erheblich reduziert und darüber hinaus ein Resturin von 90 ml in der Blase verblieben ist. Der Urologe schlägt Johannes nun eine medikamentöse Behandlung vor und verschreibt ihm einen Alpha-Blocker, den er einmal am Tag einnehmen soll. Zum Schluss vereinbaren beide noch einen Kontrolltermin nach Ablauf von 6 Wochen.

## Behandlung der gutartigen Prostatavergrößerung

### Medikamente

Dies ist nun die Gelegenheit, einen Blick auf die derzeit verfügbaren Medikamente zur Behandlung von Symptomen einer gutartigen Prostatavergrößerung zu werfen. Dabei handelt es sich um drei Substanzgruppen, die wir nacheinander besprechen wollen. Da sind die bereits erwähnten Alpha-Blocker, die in den hormonellen Stoffwechsel der Prostata eingreifenden 5-alpha-Reduktase-Hemmstoffe und schlussendlich die aus pflanzlichen Wirkstoffen hergestellten Phytotherapeutika. In der Tat haben die Medikamente die Behandlung der Prostatavergrößerung in den letzten 20 Jahren revolutioniert, und ihre gute Wirksamkeit lässt sich unter anderem daran ermessen, dass sich die Zahl der operativen Behandlungen einer Prostatavergrößerung in den letzten 15 Jahren um zwei Drittel reduziert hat. Beginnen wollen wir mit der im Moment wichtigsten Substanzgruppe, dies sind zweifellos die Alpha-Blocker. Die Grundlage für den Einsatz von Alpha-Blockern in der Behandlung der gutartigen Prostatavergrößerung bildet die Beobachtung, dass sich Muskelzellen der Prostata nach einer Stimulation von Alpha-Rezeptoren zusammenziehen und so die Harnröhre und damit den Abfluss der Blase einengen. Diese Abflussbehinderung führt primär zu einer Abschwächung des Harnstrahls und unvollständiger Blasenentleerung; sekundär kommen dann irritative Beschwerden wie häufiges und besonders nächtliches Wasserlassen hinzu.

Die Idee hinter dem Einsatz von Alpha-Blockern ist nun, die Alpha-Rezeptoren in der Prostata zu besetzen und damit auf eine Stimulation hin unwirksam zu machen. Und in der Tat kommt es nach der Gabe eines Alpha-Blockers zu einer Entspannung des Prostatagewebes, die

Harnröhre wird erweitert, die Blasenentleerung und damit auch die Irritation der gesamten Blasenfunktion verbessert.

Alpha-Blocker sind seit den siebziger Jahren im klinischen Einsatz, die damals verwendeten Präparate wirken jedoch recht unspezifisch, also nicht nur an der Prostata, sondern auch an den Blutgefäßen und an anderen Organen. Entsprechend häufig waren Nebenwirkungen wie Schwindel, Kraftlosigkeit und Müdigkeit. Die in den neunziger Jahren entwickelten neuen Präparate hingegen wirken im Wesentlichen nur dort, wo es erwünscht ist, nämlich an der Prostata. Zudem sind diese spezifischen Alpha-Blocker gut verträglich und verursachen nur selten Nebenwirkungen. Die gute Wirksamkeit der verschiedenen neuen Alpha-Blocker (Terazosin, Doxazosin, Alfuzosin und Tamsulosin) wurden in großen Studien an vielen tausend Männern nachgewiesen. Die Wirkung setzt recht schnell ein und bleibt auch bei längerer Einnahme konstant. Die neueren Präparate haben eine Langzeitwirkung und müssen nur noch einmal am Tag (gewöhnlich morgens) eingenommen werden. Auch für ältere Männer sind sie sehr geeignet, denn die selektive Wirkung minimiert mögliche unerwünschte Effekte an anderen Organen und kann das Risiko einer kompletten Harnsperre verringern. Die Unterschiede zwischen den neuen Alpha-Blockern sind gering; einen klaren Favoriten kann man derzeit nicht ausmachen, da direkt vergleichende Studien derzeit fehlen. Sie sollten sich ausführlich von Ihrem Urologen beraten lassen, er wird Ihnen das für Sie geeignete Präparat empfehlen.

Der zweite Ansatzpunkt einer medikamentösen Behandlung ist die hormonelle Steuerung des Prostata-Stoffwechsels. Das gutartige Wachstum der Prostata ist hormonabhängig, und daher hat man Medikamente entwickelt, die in den Hormonhaushalt der Prostata eingreifen. Das hauptsächlich in den Hoden produzierte männliche Geschlechtshormon gelangt auf dem Blutweg in die Prostata und wird dort durch das Enzym 5-alpha-Reduktase in das um ein Vielfaches wirksamere Hormon Dihydrotestosteron umgebaut. Der derzeit wichtigste Wirkstoff ist das Finasterid, ein Hemmstoff des Enzyms 5-alpha-Reduktase, der den Umbau von Testosteron in das wirksamere Dihydrotestosteron hemmen und so das Wachstum der Prostata bremsen oder eine bereits vergrößerte Prostata wieder schrumpfen lassen soll.

In der Praxis funktioniert das auch recht gut, besonders Männer mit einer sehr großen Prostata profitieren von der Behandlung; das Prostatavolumen verringert sich unter der Behandlung um etwa ein Fünftel. Leider hängt das Ausmaß der Beschwerden nicht mit der absoluten Größe der Prostata zusammen, was den Einsatz von Finasterid bei Männern mit irritativen Beschwerden und einer recht kleinen Prostata nicht sinnvoll erscheinen lässt. Beachtenswert sind zudem Nebenwirkungen, meist ein Nachlassen der sexuellen Lust und der Erektionsfähigkeit.

Wenden wir uns nun den pflanzlichen Wirkstoffen zur Behandlung der gutartigen Prostatavergrößerung zu, diese Produkte sind in den neunziger Jahren in Mode gekommen und gerade in den europäischen Ländern weit verbreitet. Viele Produkte werden unter den Schlagwörtern „Prostataleiden“ oder „Blasenschwäche“ vertrieben, werden als Naturprodukte ohne Chemie beworben und sind leicht auch ohne Verschreibung in der Apotheke erhältlich. Zudem werden die Kosten für eine Reihe von Produkten von einigen Krankenversicherungen erstattet. Kein Wunder also, dass der Markt der Phytotherapeutika boomt und jährlich weltweit einige Milliarden Euro für diese Produkte ausgegeben werden. Phytotherapeutische Medikamente bestehen aus Zubereitungen aus Wurzeln, Samen, Rinde oder anderen Bestandteilen von Arzneipflanzen. Derzeit werden Wirkstoffe aus Sägepalme *(Serenoa repens)*, Brennnesselwurzel *(Urtica dioica)*, Kürbissamen *(Cucurbita pepo)*, Roggenpollen *(Secale cereale)*, Afrikanischem Zwetschgenbaum *(Pygeum africanum)* oder der Afrikanischen Knolle *(Hypoxis rooperi)* zur Behandlung von Prostatabeschwerden eingesetzt. Nun enthalten diese Präparate meist eine Vielzahl von potenziell wirksamen Bestandteilen in unterschiedlichsten Konzentrationen, sodass weder der Wirkungsmechanismus bekannt ist noch die Substanzen hinsichtlich ihrer Wirksamkeit miteinander verglichen werden können.

In der Praxis werden Sägepalmenextrakte gerade bei milden Beschwerden recht häufig eingesetzt, wobei die Wirkung möglicherweise auf einer Hemmung der 5-alpha-Reduktase beruht. Eine Reihe von Studien konnte positive Effekte des Sägepalmenextraktes bei Männern mit Prostatabeschwerden zeigen, keine der Studien jedoch den endgültigen Nachweis einer Wirksamkeit der Sägepalme erbringen. Ähnliches gilt für die ebenfalls häufig eingesetzten Extrakte aus dem Afrikanischen Zwetschgenbaum und der Afrikanischen Knolle. Nicht wenige Männer können potenziell von einer Behandlung mit den genannten Phytotherapeutika profitieren; ob dieser Effekt jedoch gemessen an allgemein akzeptierten Kriterien über den eines Placebo hinausgeht, müssen Untersuchungen erweisen. Vor einer unkontrollierten Einnahme von Phytotherapeutika ohne vorherige Kontrolle durch einen Urologen sei jedoch dringend gewarnt, denn es besteht trotz nachlassender Beschwerden die Gefahr, dass die Verlegung des Blasenausflusses sich unbemerkt verschlimmert und schlussendlich zu einer kompletten Harnsperre führt. Auch bevor Sie, liebe Leser, ein pflanzliches Präparat gegen Ihre Prostatabeschwerden einnehmen, konsultieren Sie bitte zuerst Ihren Urologen, damit der eine bedeutsame Harnröhreneinengung ausschließen kann.

Kehren wir nun noch einmal zu Johannes zurück, der sich erneut bei seinem Urologen vorstellt. In den vergangenen 6 Wochen hat er einmal täglich am Morgen den verordneten Alpha-Blocker eingenommen, ohne dass er daraufhin Nebenwirkungen bemerkt hätte. Er selbst hat schon wenige Tage nach Beginn der Behandlung eine spürbare Verbesserung der Beschwerden bemerkt, der Harndrang am Tage hat sich deutlich reduziert und ebenso das nächtliche Wasserlassen. Außerdem erschien ihm die Blasenentleerung leichter und der Harnstrahl stärker zu sein als ohne das Medikament. Sein Urologe bittet ihn nun, den bereits erwähnten Prostata-Fragebogen noch einmal auszufüllen, diesmal erreicht er gerade einmal 5 Punkte und hat damit seinen Prostata-Score unter der Behandlung halbiert. Zum Schluss schlägt ihm der Arzt noch eine Harnstrahlmessung vor, und auch hier zeigt sich eine deutliche Verbesserung der Harnstrahlstärke sowie eine Reduktion der Restharnmenge von vorher 90 auf nun 30ml. Sowohl Johannes als auch sein Urologe sind mit dem Behandlungserfolg zufrieden und vereinbaren, dass Johannes den Alpha-Blocker weiter täglich einnimmt und sich in 3 Monaten noch einmal vorstellt.

## Operationstechniken bei gutartiger Prostatavergrößerung

Die bei vielen Männern sehr effektive medikamentöse Therapie der gutartigen Prostatavergrößerung hat zwar die Zahl der Prostataoperationen in den letzten 20 Jahren stark reduziert, doch bei Weitem nicht überflüssig gemacht. Auch gegenwärtig ist eine operative Behandlung der Prostatavergrößerung bei einer Reihe von Männern nach wie vor die beste Option, und zwar insbesondere dann, wenn es sich um eine sehr große Prostata handelt oder bereits Komplikationen eingetreten sind. Eine wiederholte komplette Harnsperre, wiederkehrende Blasenentzündungen, Schäden der Blasenwand oder eine eingeschränkte Nierenfunktion erfordern eine baldige operative Intervention durch einen Urologen. Viele Männer scheuen allerdings diesen Schritt, meist weil sie nicht genau wissen, was da auf sie zukommt oder im Kreise der Freunde unschöne Geschichten dazu gehört haben. Sicher zählt eine Prostataoperation nicht zu den wirklich angenehmen Erfahrungen im Leben, man sollte aber nicht den Nutzen für die Lebensqualität und das allgemeine Wohlbefinden vergessen, der sich nach der Operation zumeist recht bald einstellt.

Die klassische Operation der gutartigen Prostatavergrößerung ist die Ausschabung der Prostata mit einer elektrischen Schlinge. Dieser Eingriff erfolgt durch die Harnröhre, daher ist kein Schnitt erforderlich. Dieses Verfahren ist die weltweit am häufigsten angewendete Technik und schon seit vielen Jahren bekannt und bewährt. Zugleich ist es die derzeit beste Methode, an der sich alle anderen Techniken messen lassen müssen.

Die Operation erfordert einen mehrtägigen Aufenthalt in der Klinik und eine Narkose, die entweder als Voll- oder Rückenmarksnarkose erfolgen kann. In der Hand eines erfahrenen Urologen dauert der Eingriff je nach Größe der Prostata zwischen einer halben und zwei Stunden. Nach dem Eingriff ist für ein paar Tage ein Katheter in der Harnröhre erforderlich, der während dieser Zeit den Urin nach außen ableitet und der Wundfläche in der Harnröhre die Gelegenheit gibt, abzuheilen. Ist dies geschehen, kann der Katheter entfernt und die Blase wieder auf natürlichem Wege entleert werden. Zunächst kann es sein, dass das Wasserlassen noch einige Tage bis Wochen brennt, doch diese Irritationen klingen mit der Zeit ab.

Obwohl Komplikationen insgesamt sehr selten auftreten, sollen sie erwähnt werden. Da die Prostata ein sehr gut durchblutetes Organ ist, können Blutungen auftreten, die manchmal eine erneute Operation erforderlich machen. Wird versehentlich der Schließmuskel verletzt, kann es nach dem Eingriff zu einem unfreiwilligen Urinverlust kommen; dies ist eine sehr unangenehme Situation, die jedoch glücklicherweise sehr selten auftritt. Die in wenigen Fällen auftretende Beeinträchtigung der Erektionsfähigkeit nach dem Eingriff steht praktisch nie mit dem Eingriff selbst in Verbindung.

Allerdings kommt es bei den meisten Männern nach dem Eingriff zu einer Störung der Ejakulation, also der Fähigkeit zum Samenerguss.

Zwar bleibt die Fähigkeit zur Produktion von Samenflüssigkeit erhalten, der Transport nach außen ist jedoch gestört. Das liegt daran, dass während der Operation der innere Blasen-Schließmuskel mit dem Prostatagewebe entfernt wird. Die Samenflüssigkeit wird zwar in die Harnröhre abgegeben, kann aber nicht nach außen transportiert werden und fließt so meist zurück in die Blase. Das Orgasmusgefühl wird jedoch uneingeschränkt erlebt. In Frankreich spricht man dabei vom „Plaisir sec", dem trockenen Vergnügen.

Nach der Operation bessern sich die Beschwerden bei neun von zehn operierten Männern, wobei sich das Ausmaß der Beschwerden um rund 80 % reduziert. Diese Erfolgsrate konnte bisher keines der alternativen Verfahren erreichen. Dennoch möchte ich Ihnen diese Alternativmethoden vorstellen. Auch bei diesen Verfahren handelt es sich um minimalinvasive Eingriffe, die durch die Harnröhre vorgenommen werden können, das heißt ohne einen Hautschnitt auskommen. Da wäre zunächst die Nadelablation der Prostata, die auch als TUNA-Verfahren bekannt ist. Bei dieser Technik wird über flexible Nadeln Energie in Form eines hochfrequenten Signals in die Prostata geleitet, wodurch sich diese auf ungefähr 60 °C erwärmt und dadurch schrumpft. Eine ähnliche Behandlung ist die TUMT-Methode, bei der die Prostata mit Hilfe von Mikrowellen auf etwa 70 °C erwärmt wird. Auch hier schrumpft die Prostata durch die Wärmeanwendung, wodurch wiederum die Blasenentleerung verbessert und die Beschwerden gelindert werden sollen. Beide Techniken sind einfach anzuwenden, in der Regel reicht eine lokale Betäubung der Harnröhre und der Prostata aus und im Vergleich zu der herkömmlichen Ausschabung treten bei den Wärmeverfahren weniger Nebenwirkungen auf. Leider ist aber auch die Erfolgschance im Vergleich zur herkömmlichen Technik weniger gut. Eine relativ neue Therapievariante ist der Einsatz von Laser in der Prostatabehandlung. Die Komplikationsraten liegen etwa im Bereich der Prostataausschabung. Erste vielversprechende Ergebnisse sind mit denen einer herkömmlichen Prostataoperation durchaus vergleichbar, aber leider ist die Technik recht teuer und wird daher noch nicht von vielen Urologen angeboten. Ähnlich verhält es sich mit einer ebenfalls recht neuen Technik, der Vaporisationsmethode, bei der das Prostatagewebe mit Hilfe einer Elektrode großer Hitze ausgesetzt, quasi verkocht wird. Auch wenn bisher noch keine Langzeitergebnisse mit dieser Technik vorliegen, so zeichnet sich doch bereits eine ähnlich hohe Erfolgsrate wie bei der herkömmlichen Ausschabungstechnik mit elektrischem Strom ab, und das bei offenbar weniger Nebenwirkungen. Alle bisher vorgestellten Operationsmethoden kommen ohne einen Hautschnitt aus, werden also durch die Harnröhre vorgenommen. Kurz erwähnen möchte ich dennoch die seit vielen Jahrzehnten bekannte und erfolgreich angewendete offene, also durch einen Hautschnitt im Unterbauch vorgenomme Entfernung der vergrößerten Prostata.

Selbst wenn es sehr wirksame Medikamente und weit verbreitete minimal-invasive Operationstechniken gibt, so besteht auch gegenwärtig noch hin und wieder die Notwendigkeit zu einer offenen Entfernung der Prostata. Dies ist insbesondere dann der Fall, wenn die Prostata sehr groß ist und man bei einer Entfernung durch die Harnröhre an technische Grenzen stoßen oder der Eingriff einfach zu lange dauern würde. Eine offene Operation bietet sich auch an, wenn man bei der Gelegenheit ein anderes Problem mitbeheben möchte; einen Leistenbruch zum Beispiel kann man über den gleichen Schnitt gleich mit reparieren. Ein Nachteil ist sicher der etwa 10 cm lange Hautschnitt, der meist einen mehrtägigen Spitalaufenthalt erfordert. Dennoch ist die offene Operation eine sehr sichere und hoch wirksame Methode, bei der üblicherweise nur wenige Komplikationen auftreten und die in praktisch allen Fällen ein gutes Ergebnis verspricht.

Falls bei Ihnen eine Prostataoperation ansteht, sprechen Sie ausführlich mit Ihrem Urologen über die verschiedenen Verfahren, lassen Sie sich Vor- und Nachteile nochmals erklären und entscheiden Sie sich erst dann zusammen mit dem Arzt für eine der erwähnten Techniken.

## Bösartiger Prostatatumor

Liebe Leser, sind Sie selbst so um die 50 oder ist Ihr Vater bereits in diesem Alter oder älter, dann möchte ich Ihnen das folgende Kapitel besonders ans Herz legen. Erinnern Sie sich an Franz, den ich Ihnen am Beginn des Kapitels vorstellte: Unmerklich hatte ein bösartiger Tumor der Prostata von seinem Körper Besitz ergriffen und ihn schließlich in die Knie gezwungen. Dieses Schicksal möchte ich Ihnen in Erinnerung rufen und Sie auf den folgenden Seiten über das Prostatakarzinom informieren. Der Schlüssel, sich vor Schaden durch ein solches Karzinom zu bewahren, liegt in der Information über den Tumor und damit eng verknüpft in der Einsicht, zu einer jährlichen Vorsorgeuntersuchung bei Ihrem Urologen zu gehen. Tun Sie es, Sie sind es sich selbst und Ihrer Familie schuldig.

## Eine häufige bösartige Erkrankung des älteren Mannes

Die bösartige Entartung der Prostata, ein Prostatakarzinom, ist eine Erkrankung, die Männer in höherem Alter betrifft; bei Männern unter 40 tritt sie nur selten auf. In Deutschland wurde im Jahre 1995 bei 20 000 Männern ein Prostatakarzinom festgestellt.

In den folgenden Jahren musste man einen dramatischen Anstieg der Tumorzahlen verzeichnen. Zwar sind verbesserte Diagnoseverfahren mitverantwortlich dafür, ein Ende des Aufwärtstrends ist aber nicht abzusehen. Inzwischen werden Jahr für Jahr in Deutschland über 40 000 Neuerkrankungen diagnostiziert, das Prostatakarzinom ist damit die häufigste Krebsart des Mannes. Dies und Schicksale wie das von Franz sind Grund genug, sich damit auseinanderzusetzen. Wir wollen das Thema aus der Tabuzone holen.

## Der natürliche Verlauf – nicht jeder Tumor ist gleich

Wie bei den meisten bösartigen Erkrankungen beginnen die Tumorzellen auch in der Prostata schleichend und unmerklich zu wachsen. So kann sich der Tumor über die Grenzen des Organs hinaus ausbreiten und Absiedlungen in anderen Organen bilden, ohne dass der betroffene Mann dies bemerkt. Ein Prostatakarzinom im Frühstadium tut nicht weh, es beeinträchtigt weder das Wohlbefinden noch die Leistungsfähigkeit. Dennoch kann es bereits jetzt Ihr Leben bedrohen, dies möchte ich betonen.

In Deutschland tragen etwa 42 % aller Männer das Risiko, während ihres Lebens an einem Prostatakarzinom zu erkranken. Bei einem von zehn Männern entwickelt sich eine Erkrankung mit Symptomen und Beschwerden, aber nur 3 % aller Männer versterben an einem Prostatakarzinom.

Durch die Bestimmung des Prostata-spezifischen Antigens (PSA) werden zunehmend Tumoren in einem frühen Stadium entdeckt. Dies stellt auf der einen Seite einen ungeheuren Fortschritt in der Früherkennung eines Prostatatumors dar, führt aber auf der anderen Seite dazu, dass viele Patienten ein höheres Risiko haben, vorher an ihren Begleiterkrankungen (zum Beispiel einer Erkrankung des Herzens oder der Blutgefäße) zu versterben als an einem Prostatakarzinom.

Das ist nun ein Dilemma in der modernen Behandlung des Prostatakarzinoms, denn es ist nicht auszuschließen, dass viele Männer mit der Diagnose Prostatakarzinom unnötigerweise behandelt und damit auch den Risiken und Komplikationen der Therapie ausgesetzt werden. Leider gibt es bisher keine sichere Voraussage, bei welchem Patienten der Tumor tatsächlich über die Prostata hinaus zu wachsen beginnt und später Absiedlungen in anderen Organen bildet und bei welchem Patienten der Tumor über lange Zeit unverändert und ohne Ausbreitung in der Prostata verharrt. Das mögliche Spektrum des Krankheitsverlaufs zeigen prominente Zeitgenossen wie Frank Zappa, der 1993 nach zwei Jahren Kampf gegen die Krankheit 52-jährig an einem Prostatakarzinom starb, und François Mitterand, der fast 80 Jahre alt wurde und über 15 Jahre mit der Erkrankung lebte.

## Risikofaktoren

Zunächst wollen wir uns der Frage zuwenden, wie es zur Entstehung eines bösartigen Prostatatumors kommt. Als wichtige Einflüsse, die eine Krebsentstehung in der Prostata begünstigen, gelten die genetische Veranlagung und Umgebungsfaktoren. Für eine genetische Ursache spricht eine im Vergleich zu asiatischen Männern viel höhere Erkrankungsrate unter Männern schwarzer Hautfarbe. Der Einfluss von Umweltfaktoren zeigt sich an Männern asiatischer Herkunft, die als Einwanderer oder mittlerweile als Söhne von Einwanderern in den Vereinigten Staaten leben.

Die in Amerika lebenden Asiaten haben ein höheres Risiko, an einem Prostatakarzinom zu erkranken, als ihre Verwandten in China oder Japan. Allerdings liegt die Erkrankungsrate bei Männern asiatischer Herkunft in den Vereinigten Staaten immer noch unter der bei afroamerikanischen Männern, was wiederum die Bedeutung der Gene unterstreicht.

In westlichen Ländern tritt das Prostatakarzinom generell häufiger auf als in Entwicklungsländern, aber auch unter den westlichen Ländern innerhalb Europas gibt es dramatische Unterschiede: In Norwegen ist die Sterblichkeit an einem Prostatakrebs pro 100 000 Männer fast doppelt so hoch wie in Spanien. Unterm Strich sind sowohl Umwelt- als auch Genfaktoren für die Entstehung eines Prostatatumors verantwortlich zu machen, beides wollen wir einmal genauer beleuchten.

Das Prostatakarzinom tritt mit einer familiären Häufung auf; so hat man herausgefunden, dass Söhne und Brüder von Männern mit einem Prostatatumor dreimal häufiger und rund 10 Jahre früher ebenfalls erkranken. Das Risiko steigt noch weiter, je mehr Fälle in der engeren Verwandtschaft und je früher die Erkrankungen aufgetreten sind. Mittlerweile konnte man auch eine genetische Ursache für die vererbliche Form des Prostatakarzinoms finden. Insgesamt, so schätzt man, sind knapp 10% aller Tumoren vererblich. Träger dieser Mutation haben ein viel höheres Risiko für das Auftreten eines Prostatakarzinoms, die Erkrankung bricht früher aus und der Tumor scheint sich aggressiver zu verhalten. Für einen Mann, dessen Bruder oder Vater eine bösartige Erkrankung der Prostata hat, leiten sich folglich auch für die Vorsorgeuntersuchungen besondere Anforderungen ab. Die Screening-Maßnahmen sollten früher, also bereits ab dem 45. Lebensjahr, beginnen und zweimal pro Jahr durchgeführt werden.

Ernährungsfaktoren scheinen eine wichtige Rolle für die Entstehung eines Prostatatumors zu spielen. Wie sich die Umgebung auf das Karzinomrisiko auswirkt, kann man sehr gut an Migrationsstudien beobachten, dann also, wenn Männer ihre Heimat, zum Beispiel China, verlassen und in einem Dorf im Mittleren Westen der USA einen fernöstlichen Kleideränderungsservice betreiben. Die Migrationsstudien an Japanern und Chinesen, die in ihrer Jugend nach Amerika ausgewandert sind und dort den größten Teil ihres Lebens verbrachten, haben den Einfluss von Umweltfaktoren auf die Entstehung eines bösartigen Prostatatumors ans Tageslicht gebracht.

Insbesondere scheinen dabei Essgewohnheiten und Ernährungsfaktoren eine Rolle zu spielen, die wir einmal ein wenig näher betrachten wollen. Umweltfaktoren sind wohl hierbei nicht ursächlich für die Entstehung, sondern eher für das Fortschreiten und das Wachstum verantwortlich. Ein kleiner Tumor in der Prostata muss nicht zwingend zu einem Problem für den betroffenen Mann werden; ob der Tumor klinisch ausbricht, hängt offenbar von Umweltfaktoren ab. Eine fettreiche Ernährung steht schon viele Jahre im Verdacht, zur Entstehung von Prostatatumoren beizutragen. Eine Vielzahl von Mechanismen wurde diskutiert, unter anderem die Bildung freier Radikale, krebserzeugende Abbauprodukte von Fettsäuren und eine Verschiebung des Hormonhaushaltes hin zu höheren Spiegeln männlicher Geschlechtshormone. Auch wenn in einigen Studien ein Zusammenhang zwischen fettreicher Ernährung und Prostatakrebs nachgewiesen wurde, gilt dies im Moment noch nicht als wissenschaftlich abgesichert. Die Hypothese jedoch steht im Raum, und mit einiger Wahrscheinlichkeit ist da auch etwas dran. In Bezug auf die Bedeutung von Kalzium ist man sich hingegen ziemlich sicher: Die Aufnahme von viel Kalzium kann die Entstehung und das Wachstum eines Prostatatumors fördern.

Aber kommen wir zu den protektiven Faktoren, denen also, die vor Prostatakrebs schützen. Wie bereits erwähnt, erkranken in Südeuropa viel weniger Männer als beispielsweise in Skandinavien. Dass sich die Essgewohnheiten in den einzelnen Regionen Europas erheblich unterscheiden, ist bekannt. Daher lag es auf der Hand, nach Produkten in der täglichen Ernährung der Südeuropäer zu suchen, die das Potenzial haben, die Entstehung und das Wachstum eines Prostatatumors zu hemmen.

Fündig geworden ist man in der mediterranen Küche, die bekanntermaßen besonders auf Gemüse, Obst und Olivenprodukte setzt. Unter den Gemüseprodukten sind es insbesondere die Tomaten, von denen bei regelmäßigem Verzehr eine protektive Wirkung auszugehen scheint. Dafür verantwortlich ist wohl eine Substanz mit dem Namen Lycopin, von der Tomaten und Tomatenprodukte besonders viel enthalten. Lycopin schützt die Prostatazellen vor möglichen krebserzeugenden Substanzen, den freien Radikalen, über einen bisher nicht bekannten Mechanismus.

Ein regelmäßiger, reichlicher Konsum von Tomaten und Tomatenprodukten kann die Wahrscheinlichkeit für das Auftreten eines bösartigen Prostatatumors um bis zu 30 % senken – eine Zahl, die man sich für den nächsten Besuch auf dem Gemüsemarkt merken sollte. Rohe Tomaten enthalten zwischen 1 und 4 mg Lycopin pro 100 g, Tomatensauce zwischen 7 und 18 mg pro 100 g und Tomatenkonzentrat sogar bis zu 50 mg pro 100 g. Die Verarbeitung und insbesondere das Kochen von Tomaten haben keinen negativen Einfluss auf die protektive Wirkung der Tomaten, im Gegenteil, Lycopin scheint durch das Kochen sogar besser im Körper aufgenommen werden zu können. Endlich gibt es eine Vorsorge, die nicht weh tut und weder Zeit noch Geld oder Nerven kostet, sondern vielmehr ganz nebenbei in den Händen eines neapolitanischen Kochs auch noch wohlschmeckend ist.

Ebenfalls protektive Wirkung wird dem Verzehr von Sojaprodukten und auch dem grünen Tee zugeschrieben, verlässliche Daten dazu sind aber noch nicht vorhanden. Das Spurenelement Selen und auch die Vitamine D und E hingegen haben einen protektiven Effekt, der bereits in einer Reihe von Untersuchungen nachgewiesen wurde. Noch relativ unklar ist der Einfluss von Lifestyle-Faktoren auf die Entstehung von Prostatakrebs. Übergewicht, Rauchen, Alkoholkonsum und zu viel oder zu wenig sexuelle Aktivität wurden immer einmal wieder bezichtigt, an einem Prostatatumor mit schuld zu sein, ein kausaler Zusammenhang konnte jedoch bisher nicht nachgewiesen werden.

## Möglich und sinnvoll: die Vorbeugung

Nun stellt sich die Frage: Ist es möglich, einem Prostatakarzinom aktiv vorzubeugen? Aber ja, auch wenn in Bezug auf die Prostata der letzte Nachweis fehlt, kann eine fettreduzierte Ernährung auf keinen Fall schaden, sondern schützt das Herz und die Blutgefäße, und das hat obendrein noch eine protektive Wirkung auf die Prostata. Ebenso verhält es sich mit Sojaprodukten, grünem Tee, Selen, Tomaten und Vitamin E, auch wenn bisher nicht eindeutig belegt ist, dass eine der Substanzen Prostatakrebs verhindern oder sein Wachstum verlangsamen kann, spricht doch genug dafür, diese Produkte in den täglichen Nahrungsplan aufzunehmen.

## Für jeden Mann ab 50: die Prostata-Früherkennungsuntersuchung

Da das Prostatakarzinom im fortgeschrittenen Stadium nicht mehr heilbar ist, stellt die Früherkennung in einem auf die Prostata selbst begrenzten Stadium die einzige Chance für eine heilende Behandlung dar. Der jährliche Prostata-Check ist die beste und sicherste Vorsorgemaßnahme, um ein Prostatakarzinom zu erkennen und zu behandeln. Ab 50 ist es für jeden Mann ratsam, einmal im Jahr seinen Urologen aufzusuchen, um die Prostata auf ein mögliches Karzinom hin zu screenen. Liegen besondere Risikofaktoren vor, insbesondere eine Erkrankung des Vaters oder eines Bruders an einem Prostatakarzinom, sollte die Screening-Untersuchung bereits mit 45 Jahren beginnen und zudem zweimal im Jahr durchgeführt werden. Leider macht nicht einmal die Hälfte der Männer in diesem Alter von der Vorsorgeuntersuchung zur Krebsfrüherkennung Gebrauch, jeder zweite Mann in Deutschland setzt sich also über viele Jahre der Gefahr aus, durch eine zu späte Erkennung des Tumors daran zu sterben. Die Angst vor der Diagnose Prostatakrebs gilt als einer der Hauptgründe, auf die Vorsorge zu verzichten.

In einer Studie der Universität Ulm wurden Männer befragt, bei denen enge Familienangehörige (also Vater oder Bruder) an einem Prostatakarzinom erkrankt oder bereits gestorben waren. Bei diesen Männern vermutete man, dass sie sensibilisiert für das Problem seien und eher an einer Prostatavorsorge teilnehmen würden. Erschreckenderweise war dies nicht der Fall; offenbar scheinen auch Tragödien im engsten Familienkreis die Motivation zur Prostata-Vorsorge nicht nennenswert zu steigen.

Liebe Männer, diese Vorsorge ist der Schlüssel zur Heilung von einem bösartigen Prostatatumor – diesen Schlüssel halten Sie in Ihren Händen, und ich möchte Ihnen dringend dazu raten, ihn auch zu benutzen, denn der Prostatakrebs kann Sie das Leben kosten!

Der Prostata-Check gehört vielleicht nicht zu den Sonnenseiten im Leben, bei Lichte betrachtet entpuppt er sich jedoch als eine halbe Stunde, in der die meiste Zeit eigentlich nichts Unangenehmes passiert. Erkundigen Sie sich doch einmal in Ihrem Freundes- oder Bekanntenkreis, und lassen Sie sich einen Urologen in Ihrer Heimatstadt empfehlen, mit dem auch einer Ihrer Kollegen gute Erfahrungen gemacht hat. Fragen Sie ruhig einmal genauer nach, denn idealerweise begleitet Sie dieser Arzt über einige Jahre oder gar Jahrzehnte und kann über einen langen Zeitraum die Ansprechperson für verschiedenste Fragen der Männergesundheit sein – dies beschränkt sich bei Weitem nicht auf die Prostata. Sicher müssen Sie sich einen gewissen Ruck geben; raffen Sie sich auf und vereinbaren Sie einen Termin.

Der erste Prostata-Check, es wird meistens der erste Besuch bei einen Urologen sein, wird etwas länger dauern, rechnen Sie einmal mit einer

Stunde. Ihr Urologe wird sich in einem ersten Gespräch nach Ihrem allgemeinen Befinden, Ihren Erkrankungen und Medikamenten ebenso erkundigen wie nach Symptomen, die auf eine urologische Erkrankung hinweisen könnten. In der Regel schließt sich eine Untersuchung an, die sich von der Nierengegend über die Leiste, den Penis und den Hodensack bis hin zur Prostata erstreckt. Die Untersuchung der Prostata wird mit dem Zeigefinger vorgenommen, der die Prostata durch den Enddarm abtasten kann. Glücklicherweise ist die Prostata ein Organ, das durch seine anatomische Lage mit einfachen Mitteln für eine Untersuchung zugänglich ist. Enddarm und Prostata liegen unmittelbar nebeneinander und sind nur durch die recht dünne Darmwand und das die Prostata umgebende Bindegewebe getrennt.

Während die gutartige Prostatavergrößerung die inneren Prostataanteile betrifft, spielt sich eine bösartige Entartung von Prostatagewebe, also die Entstehung von Prostatakrebs, meistens in der äußeren Zone ab. Gerade diese Zone ist bei der Prostatauntersuchung durch den Enddarm besonders gut zugänglich, und daher kann ein erfahrener Urologe mit Hilfe der Tastuntersuchung ein Prostatakarzinom erkennen.

Die Tastuntersuchung der Prostata ist, wenn auch nicht sehr angenehm, eigentlich keine große Sache. Die gesamte Untersuchung dauert weniger als 30 Sekunden und ist sicher nicht schmerzhaft. Sie kann in Seitenlage mit angezogenen Beinen auf einer Untersuchungsliege oder im Stehen nach vorn gebeugt durchgeführt werden. Ein wenig Vaseline auf der Fingerspitze reduziert ein leichtes Brennen oder Drücken beim Passieren des Schließmuskels. Der Urologe ertastet die Form und Größe der Prostata, prüft die Abgrenzung an die Umgebung und beurteilt die Beschaffenheit des Prostatagewebes selbst.

Die Prostata hat normalerweise eine glatte Oberfläche und eine typische Konsistenz. Der Arzt fahndet nun bei der Untersuchung nach winzigen Knötchen oder Verhärtungen, die aus der glatten Oberfläche herausragen; diese stecknadelkopf- bis erbsengroßen Knoten sind tumorverdächtig. Was sich einfach anhört, ist in der Praxis recht schwierig, erst nach vielen Jahren als Urologe ist man sich seiner Sache einigermaßen sicher.

Allein durch die Tastuntersuchung kann bei 3 von 100 Männern ohne jegliche Beschwerden ein Prostatakarzinom entdeckt werden. Das ist bei Lichte betrachtet nicht viel und zudem von der Erfahrung des Untersuchers abhängig. Als Konsequenz wird die Tastuntersuchung nicht mehr als alleinige Untersuchung, sondern nur noch zusammen mit anderen Testverfahren für die Entdeckung von Prostatakrebs eingesetzt. Insbesondere zusammen mit der Bestimmung des Prostata-spezifischen Antigens, kurz PSA, gewinnt die Tastuntersuchung wieder an Bedeutung.

Das PSA wird seit 20 Jahren in der Früherkennung von bösartigen Prostatatumoren eingesetzt und ist eine Substanz, die in der Prostata gebildet wird. In einer Blutprobe kann die Konzentration mit einem speziellen Test gemessen werden. Während die Konzentration des PSA im Blut normalerweise fast nicht messbar ist, kann ein Anstieg des Werts auf eine krankhafte Veränderung der Prostata, zum Beispiel einen bösartigen Prostatatumor, hinweisen. Diesen Umstand macht man sich nun in der Früherkennung von Prostatatumoren zunutze. Auch bei gesunden Männern ist das PSA im Blut vorhanden, allerdings in einer sehr geringen Konzentration. Leider wird die Bestimmung des PSA-Werts in der Prostatakrebsvorsorge meist nicht von den Krankenkassen übernommen, die Kosten für eine Bestimmung des Werts betragen 15–20 Euro.

Die Konzentration des PSA wird in der Einheit Nanogramm pro Milliliter (ng/ml) gemessen und ergibt den PSA-Wert. Der hat sicher einigen hunderttausend Männern in den letzten 10 Jahren schlaflose Nächte beschert, dann nämlich, wenn der Urologe oder Hausarzt eine Erhöhung festgestellt hat. Ein höherer PSA-Wert heißt allerdings nicht automatisch Prostatakarzinom, denn die PSA-Konzentration ist von einer Reihe Faktoren durchaus harmloser Natur abhängig.

Da wäre zum Beispiel das Alter: Die Konzentration steigt etwa ab 40 langsam an, ohne dass das einen Krankheitswert hätte. Auch eine gutartige Prostatavergrößerung kann einen höheren PSA-Spiegel zur Folge haben, ebenso eine Prostataentzündung. Der erhöhte Wert sinkt erst mit einer Verzögerung von einigen Tages wieder, sodass zum Beispiel schwulen Männern zu empfehlen ist, einige Tage vor der jährlichen Vorsorge auf Analverkehr zu verzichten, um sich die Aufregung eines Tumorverdachts zu ersparen.

Falls Sie regelmäßig längere Strecken mit dem Fahrrad fahren, brauchen Sie keine Bedenken zu haben; in einer aktuellen Studie von Urologen aus dem Münsterland kam es nach einer längeren Radtour zu keinem Anstieg des PSA-Werts im Blut.

Nun aber zur Bedeutung der einzelnen PSA-Spiegel und zur Frage: Wann besteht Anlass zur Sorge? Ab einem PSA-Wert von 4 ng/ml sollten die Alarmglocken zu läuten beginnen. Allerdings ist diese im Moment verwendete Grenze nur ein Erfahrungswert, der auf Untersuchungen an einigen zehntausend Männern beruht, er bietet keine Gewähr, dass bei einem geringeren Spiegel auch wirklich kein Prostatakarzinom existiert. Im Gegenteil, auch unter dieser Grenze kann ein Tumor vorliegen, sodass der PSA-Wert allein keine Gewähr bietet. Die Deutsche Gesellschaft für Urologie hat nun folgendes Vorgehen vorgeschlagen, um den möglicherweise bei einem Mann vorliegenden Prostatatumor mit der größten Sicherheit durch das Screening-Verfahren nachzuweisen und in einem frühen Stadium zu behandeln:

Wird im Blut ein PSA-Spiegel über 4 ng/ml festgestellt, kommt wiederum die Tastuntersuchung ins Spiel. Kombiniert man nämlich die beiden Screening-Verfahren Tastuntersuchung und PSA-Wert, kann man eine sehr hohe Trefferquote im Interesse der erkrankten Männer erzielen. Liegt der PSA-Wert zwischen 4 und 10 ng/ml und kann bei der Tastuntersuchung kein Tumor nachgewiesen werden, wird der PSA-Wert nach Ablauf einiger Wochen noch einmal kontrolliert. Wie bereits erwähnt, kann er nicht nur durch einen bösartigen Prostatatumor, sondern auch durch eine Prostataentzündung erhöht sein, hier jedoch normalisiert sich der PSA-Spiegel im Blut nach wenigen Tagen bis Wochen wieder. Anders verhält es sich beim Prostatakarzinom, bei dem in der Regel dann erneut ein erhöhter Wert gemessen wird, der nun ein weiteres Nachforschen erfordert.

Auch wenn sich bei einer Tastuntersuchung eine auffällige Verhärtung feststellen lässt, ist eine weitere Abklärung fällig. Falls in einer Ultraschalluntersuchung nicht eindeutig eine harmlose Ursache gefunden wird, erfolgt in dieser Situation ebenso wie bei einem wiederholt über 4 ng/ml liegendem PSA eine Probenentnahme aus der Prostata.

Hier nun erheben Kritiker der Früherkennungsuntersuchung durch Bestimmung des PSA-Werts das Wort. Sie behaupten, dass durch die PSA-Messung viele stumme, wahrscheinlich nie aufgefallene und symptomlose Prostatakarzinome entdeckt würden, was die betroffenen Männer einer ungerechtfertigten psychischen Belastung aussetze und die Gefahr in sich berge, dass diese Männer sich einer – möglicherweise unnötigen – Behandlung unterzögen. In der Tat sind diese Argumente nicht ganz von der Hand zu weisen, auch viele Jahre nach Einführung der PSA-Messung als Früherkennungsuntersuchung gelang es nicht, eine

Verlängerung der Lebenserwartung der betroffenen Männer nachzuweisen. Mögliche Gründe hierfür werden in Fachkreisen heftig diskutiert, ein abschließendes Urteil über die Bedeutung des PSA-Werts für die Früherkennung des Prostatakarzinoms ist im Moment nicht in Sicht. Der derzeit von vielen Expertengremien empfohlene PSA-Grenzwert von 4 ng/ml bietet allerdings keine absolute Gewähr, das Risiko eines Karzinoms liegt bei einem PSA-Wert unter 4 ng/ml bei 20 %. Um die Früherkennung eines Tumors und die Unterscheidung zwischen gutartigen und bösartigen Prostataveränderungen weiter zu verfeinern, bestimmt man das Verhältnis von „freiem" und an Bluteiweiß gebundenem PSA und bezieht das Alter des Patienten oder die Prostatagröße in die Kalkulation mit ein.

## Bei Verdacht Prostatabiopsie

Eine Probenentnahme aus der Prostata wird von den Urologen auch als Prostata-Stanzbiopsie bezeichnet. Zunächst darf ich Ihnen aber die Bedeutung dieser Gewebeentnahme näherbringen. Die Tastuntersuchung und der PSA-Wert sind wichtige Untersuchungen, aber mit einer Probenentnahme wird Gewebe aus der Prostata gewonnen, das der Pathologe unter sein Mikroskop legen kann. Hier, und nur hier, entscheidet sich, ob es sich um eine gutartige oder bösartige Erkrankung handelt; nur der Pathologe kann anhand genau festgelegter Kriterien feststellen, ob er normale Zellen vor sich hat oder ob diese Zellen bösartig entartet sind. Unter seinem Mikroskop entscheidet sich schlussendlich das weitere Geschehen – Erleichterung oder Sorge, Therapie oder normales Weiterleben im Alltag.

Die Biopsie ist ein ungefährlicher Eingriff, Komplikationen sind selten und gelegentlich geäußerte Befürchtungen, bei der Probenentnahme könnten Tumorzellen ausgeschwemmt werden und später Metastasen bilden, sind unbegründet. Ebenso unbegründet sich Befürchtungen, dass ein bisher „ruhender" Tumor durch die Biopsie zu Wachstum angeregt wird.

Die eigentliche Entnahme von Prostatagewebe dauert meist weniger als 15 Minuten. Sie ist in der Regel nicht schmerzhaft und kann ambulant in der Praxis Ihres Urologen vorgenommen werden. Das Prostatagewebe wird mit Hilfe einer feinen Nadel aus der Prostata herausgestanzt, daher der Name Stanzbiopsie. Die Nadel durchdringt, getrieben von einer Feder, sehr schnell das Gewebe, sodass in der Regel keine Schmerzen entstehen. Gesteuert wird die Nadel durch einen Ultraschallkopf, der durch den Enddarm in die Nähe der Prostata gebracht wird.

Entsprechend internationalen Empfehlungen werden sechs bis zwölf Gewebeproben entnommen, wobei mindestens je drei aus der rechten und der linken Prostata stammen sollten. Die Stanzproben aus dem Prostatagewebe werden dann umgehend an einen Pathologen geschickt, der sie unter dem Mikroskop untersucht und nach Zeichen einer bösartigen Entartung der Prostatazellen fahndet. Dabei ist nicht jeder Tumor gleich, es gibt ein feines System der Einteilung in mehr oder weniger aggressive Tumoren.

Der im Moment wichtigste Vorhersagewert über das wahrscheinliche natürliche Verhalten eines Prostatakarzinoms ist der nach dem amerikanischen Pathologen Dr. Donald Gleason benannte Gleason-Score. Mit Hilfe dieses Scores kann ein besonders geschulter Pathologe unter dem Mikroskop die Aggressivität des Tumors und sein wahrscheinliches Ausbreitungsverhalten abschätzen.

Der Gleason-Score errechnet sich aus zwei Einzelwerten; beurteilt nach gewissen Kriterien ihres Aussehens, werden den Tumordrüsen Punktwerte zwischen 1 und 5 zugewiesen und addiert. Eine Summe der Einzelwerte bis 6 weist auf eine eher günstige Prognose hin, bei Werten ab 7 ist von einer eher ungünstigen Prognose auszugehen. Dennoch erlaubt auch der Gleason-Score keine zuverlässige Unterscheidung zwischen einem eher weniger aggressiven, stummen Karzinom und einem hochaggressiven, das Leben des betroffenen Mannes bedrohenden Karzinoms.

Es dauert meist einige Tage, bis das mit Spannung erwartete Ergebnis vorliegt. Neben der erleichternden Nachricht, dass es kein Krebs ist, gibt es aber auch für jeden Arzt Momente, in denen er einem Patienten mitteilen muss, dass in einer oder gar mehrerer Gewebeproben bösartige Zellen gefunden wurden. Aus dieser Tatsache erwachsen für den betroffenen Mann erhebliche Konsequenzen, die das ganze bisherige Leben auf den Kopf stellen können.

So auch für Martin, 54 Jahre alt, Angestellter in einem mittleren Unternehmen. Wir treffen ihn in der Praxis seines Urologen, gespannt wartet er auf das Ergebnis der Gewebeentnahme. Die Prostatageschichte, so nennt er sie, geht für ihn in die dritte Woche. Begonnen hatte es damit, dass seine Frau ihn immer wieder gedrängt hat, zu einem Urologen zu gehen; im Freundeskreis hatte sie zuvor von einem Mann mit einem bösartigen Prostatatumor gehört, der gerade erst 50 geworden war. Schlussendlich gab Martin nach und vereinbarte einen Vorsorgetermin in einer urologischen Praxis. In der Tastuntersuchung stellte der Urologe keine Auffälligkeit fest, nur das Ergebnis der Blutuntersuchung gab Anlass zur Sorge. Im Blut stellte man einen PSA-Spiegel von 7,5 ng/ml fest; dieser Wert veranlasste den Urologen, drei Wochen später noch einmal Blut abzunehmen. Der Wert blieb jedoch bei diesem Test unverändert, sodass er Martin eine Gewebeentnahme vorschlug. Insgesamt sechs kleine Gewebeproben wurden entnommen und in ein pathologisches Institut zur Untersuchung gesendet.

## Diagnose Prostatakrebs – wie geht's weiter?

Eine knappe Woche später nun liegt das Ergebnis vor, leider ist es für Martin alles andere als erfreulich. In zwei der entnommenen Proben aus der rechten Prostatahälfte fand der Pathologe Zellen eines bösartigen Prostatatumors. Für Martin und seine Frau ist die Diagnose Krebs eine niederschmetternde Nachricht, die anderen großen und kleinen Sorgen im Alltag relativieren sich plötzlich und beide brauchen ein paar Tage, um wieder klare Gedanken fassen zu können.

Beide finden sich dann zu einem Gespräch bei Martins Urologen ein, um das weitere Vorgehen zu besprechen. Der kann Martin und seiner Frau erst einmal die größten Sorgen nehmen, denn glücklicherweise wurde der Tumor in einem frühen Stadium erkannt, in dem er wohl weder über die Prostata hinauswachsen noch Absiedlungen in Lymphknoten oder anderen Organen bilden konnte. In Martins Fall war das Screening also erfolgreich, denn der Tumor wurde in einem Stadium entdeckt, in dem noch eine Heilung von der Krebserkrankung durch eine radikale Entfernung des Tumors möglich ist. Wird der Tumor hingegen erst entdeckt, nachdem er bereits Absiedlungen in den Lymphknoten gebildet hat und Beschwerden verursacht, kann mit der Operation nicht sichergestellt werden, dass keine Tumorzellen mehr im Körper sind. Hier zeigt sich erneut die Bedeutung der Vorsorgeuntersuchung.

Vor einer Entscheidung über die Therapie stehen weitere Untersuchungen an, die die Ausdehnung der Tumorerkrankung abschätzen. Hier kommt wieder der PSA-Wert ins Spiel, denn bei einem Wert unter 10 ng/ml ist der Tumor in etwa 70 % der Fälle auf die Prostata begrenzt und eine weitere Suche nach Metastasen in der Regel nicht nötig. Bei einem Wert über 10 ng/ml wird zusätzlich eine Knochenszintigraphie durchgeführt, bei der nach Tumorabsiedlungen in den Knochen gefahndet wird. Hierbei handelt es sich um ein Verfahren, bei dem eine in die Ellenbogenvenen verabreichte schwach radioaktive Substanz besonders in befallenen Knochen anreichert und mit einem speziellen Ganzkörperscanner registriert wird.

In besonderen Fällen kann auch eine Kernspintomographie weiterhelfen, um mögliches Wachstum des Tumors außerhalb der Prostata zu entdecken, die Treffsicherheit dieser Untersuchung ist jedoch begrenzt. Liegt der PSA-Wert gar über 20 ng/ml, besteht bei vielen Patienten bereits ein Lymphknotenbefall an der Beckenwand, sodass eine Computertomographie des Unterbauch- und Beckenraums durchgeführt wird.

## Behandlung des Prostatatumors

Nach der Diagnose Prostatakrebs gilt es, die beste und verträglichste Therapie für jeden individuellen Patienten zu finden. Ein vertrauensvolles und offenes Verhältnis von Arzt und Patient erleichtert das Finden der optimalen Behandlung für jeden einzelnen betroffenen Mann. Das Einholen einer „zweiten Meinung“ bei einem anderen Arzt entwickelt sich immer mehr zu einer Selbstverständlichkeit; diese Möglichkeit zu nutzen, darf ich Ihnen ans Herz legen.

In den Entscheidungsprozess für oder gegen eine bestimmte Behandlung fließen die Faktoren Alter und allgemeiner Gesundheitszustand des betroffenen Mannes, PSA-Wert und Ergebnis der Prostata-Stanzbiopsie sowie das Resultat von begleitenden Untersuchungen, zum Beispiel einer Knochenszintigraphie, ein. Darüber hinaus sollten unbedingt auch persönliche Faktoren des Patienten berücksichtigt werden, so zum Beispiel die individuellen Wünsche und Ängste des Patienten, die Familien- und

Beziehungssituation sowie die Akzeptanz und das Verarbeitungspotenzial von Nebenwirkungen der Behandlung.

## Aktive Überwachung

Für einzelne von einem Prostatakarzinom betroffene Männer kann eine sogenannte aktive Überwachung eine Option sein, insbesondere für Männer in höherem Lebensalter mit einer Lebenserwartung von weniger als zehn Jahren, die einen wenig aggressiven Tumor mit einem Gleason-Score von 2 bis 5 tragen.

Allerdings ist auch bei diesen Patienten ein Fortschreiten des Tumors nicht völlig auszuschließen, was zu einer mitunter erheblichen psychischen Belastung des betroffenen Mannes führen kann. Die aktive Überwachung besteht aus der dreimonatigen Kontrolle des PSA-Werts; steigt dieser zweimal in Folge an, ist eine Behandlung zu erwägen.

## Radikale Prostataentfernung

Kehren wir zurück zu Martin. Nach einem vertrauensvollen Gespräch mit seinem Arzt fällen er und seine Frau die Entscheidung, den Tumor in der Prostata durch eine Operation entfernen zu lassen. Im Detail erklärt der Urologe Martin das Ziel der Operation, die radikale Entfernung der gesamten Prostata zusammen mit den Samenblasen. Auch die Komplikationen und Risiken des Eingriffs sind ein wichtiges Thema in diesem Gespräch.

Das Hauptziel der Operation ist die vollständige Entfernung des Tumors, die Nerven und Muskeln in der Nähe der Prostata sollten dabei soweit möglich unversehrt bleiben. Ist der Tumor auf die Prostata begrenzt, besteht mit der Entfernung der Prostata die Chance einer vollständigen Heilung.

Wendet man die derzeit gültigen Auswahlkriterien für den Eingriff konsequent an, so werden nach dem derzeitigen Stand der medizinischen Forschung bis zu 80 % der operierten Patienten eine Heilung im Sinne einer vollständigen Entfernung des Prostatakrebses erfahren. Die Operation wird mittlerweile seit über 20 Jahren routinemäßig durchgeführt, sodass auch die Langzeitergebnisse nach 10 und mehr Jahren bei vielen tausend Patienten vorliegen. Die Erektionsnerven sind bei der Operation besonders gefährdet, denn sie befinden sich direkt neben und zum Teil in der Prostata und können meist nicht oder nur auf einer Seite erhalten werden. Dies hat zur Folge, dass viele Männer nach einer radikalen Prostataentfernung an einer Erektionsstörung leiden. Mit einer speziellen Operationstechnik lässt sich das Nervenbündel der Erektionsnerven auf einer oder auch auf beiden Seiten erhalten.

Im Fall von Martin ist der Tumor mit großer Wahrscheinlichkeit auf die rechte Prostatahälfte beschränkt, sodass sich sein Arzt entschließt, die Erektionsnerven auf der linken Seite zu schonen und so die Erektionsfähigkeit zu erhalten. In geübten chirurgischen Händen ist bei nervenschonendem Vorgehen in 50–80 % der Fälle von einem Erhalt der Erektionsfähigkeit auszugehen.

Eine weitere wichtige Komplikation des Eingriffs ist die Beschädigung des Schließmuskels in der Harnröhre und damit die Gefahr des unwillkürlichen Urinverlusts aus der Blase. Diese Komplikation tritt glücklicherweise nur sehr selten auf, sie schwankt jedoch beträchtlich in Abhängigkeit von der chirurgischen Erfahrung des Operateurs. Bei einem erfahrenen Chirurgen, der den Eingriff regelmäßig durchführt, liegt die Rate der postoperativen Kontinenz bei über 90 %. Dennoch sollten Sie, liebe Männer, über das Risiko einer Harninkontinenz nach der Operation informiert sein, bevor Sie sich für den Eingriff entscheiden.

Zwei Wochen später ist es dann so weit, Martin wird an einem Mittwochmorgen operiert. Die Operation ist ein schwieriger Eingriff mit gewissen Risiken und Komplikationen, er eröffnet aber die Chance auf eine endgültige Heilung von der Krebserkrankung, indem das gesamte Tumorgewebe zusammen mit der Prostata aus dem Körper entfernt wird. Der Eingriff dauert zwischen 2 und 4 Stunden und kann über einen Schnitt im Unterbauch oder einen Schnitt im Dammbereich ausgeführt werden.

Seit einigen Jahren ist auch eine laparoskopische Entfernung der Prostata möglich, die über kleine Hautschnitte im Unterbauch quasi durchs Schlüsselloch vorgenommen wird. Da diese Methode ohne einen großen Schnitt im Unterbauch auskommt, ist der betroffene Mann nach dem Eingriff in der Regel schneller wieder auf den Beinen und kann das Spital schon nach wenigen Tagen verlassen.

Seit wenigen Jahren kann die Operation auch mit einem Operationsroboter ausgeführt werden; ob sich diese Methode mit besseren Ergebnissen und weniger Komplikationen durchsetzt, ist derzeit noch nicht abzusehen. Der Eingriff beginnt mit der Entfernung der Lymphknoten rings um die Prostata, die noch während der Operation zum Pathologen gebracht und dort unter dem Mikroskop auf Tumorzellen untersucht werden. Die Prostata liegt recht tief unten im kleinen Becken, direkt unterhalb der Blase, und wird von der Harnröhre durchzogen. Darüber hinaus grenzt sie direkt an den Schließmuskel, der die Harnröhre verschließt und zuverlässig ein Auslaufen von Urin verhindert. Operationstechnisch ist der Eingriff auch für einen erfahrenen Urologen anspruchsvoll, denn es gilt, die Prostata mit dem Tumor vollständig zu entfernen, die Harnröhre wieder zusammenzunähen und dabei den Schließmuskel nicht zu verletzen. Zudem ist es bei kleinen, auf eine Seite beschränkten Tumoren so wie Martins möglich, einen der beiden Erektionsnerven zu schonen.

Während der Operation von Martin kommt direkt aus der Pathologie eine gute Nachricht: Keiner der entfernten Lymphknoten zeigt einen Tumorbefall. Somit ist mit großer Wahrscheinlichkeit davon auszugehen, dass der Tumor auf die Prostata begrenzt ist, dass er noch keine Absiedlungen gebildet hat und mit der Operation vollständig entfernt werden kann.

Nach der Operation liegt Martin noch sehr müde für ein paar Stunden im Aufwachraum, bevor er am frühen Abend wieder auf seine Station verlegt wird. Dort wartet bereits seine Frau, und der Urologe, der Martin operiert hat, informiert beide, dass die Operation erfolgreich und ohne Komplikationen verlaufen ist. Weiter berichtet er, dass er die Erektionsnerven auf der linken Seite schonen konnte und so mit einiger Wahrscheinlichkeit die Erektionsfähigkeit erhalten bleibt. Ein Katheter liegt in der Harnröhre und stellt sicher, dass die neu geschaffene Verbindung zwischen Blase und Harnröhre abheilen kann. Der Katheter bleibt in der Regel 2 Wochen nach der Operation am Platz und kann dann problemlos entfernt werden.

Nach einigen Tagen kann Martin die Klinik verlassen und ist mit großer Wahrscheinlichkeit von seinem Prostatakarzinom geheilt. Dennoch sind Nachkontrollen in regelmäßigen Abständen nötig. Nach einigen Wochen stellt er sich wieder in der Praxis seines Urologen vor und berichtet, dass sich das Wasserlassen weitgehend normalisiert habe und dass sich auch die Erektionsfähigkeit langsam wieder einstellt. Der Arzt verschreibt Martin zur Unterstützung ein Präparat aus der Gruppe der Phosphodiesterase-5-Hemmstoffe (zum Beispiel Viagra® oder Cialis®). Mit dem Medikament verbessert sich die Erektion, sodass sich ein für Martin und seine Frau befriedigendes Sexualleben wieder einstellen kann.

Seit wenigen Jahren wird mit Hilfe von Viagra® und Co. versucht, in den ersten Wochen bis Monaten nach der Radikaloperation der Prostata dem Schwellkörpergewebe prophylaktisch durch eine tägliche Gabe einer Tablette Viagra® oder Cialis® am Abend eine nächtliche Sauerstoffdusche zu verpassen und so die Erektionsfähigkeit zu erhalten oder gar zu verbessern. Trotz erster vielversprechender Resultate bleibt abzuwarten, ob sich diese Therapie bewährt und die nicht unerheblichen Kosten rechtfertigt.

## Äußere Strahlentherapie – Alternative zur radikalen Prostataentfernung

Als Alternative zu einer operativen Entfernung der Prostata gibt es seit einigen Jahren die Strahlentherapie, die ähnlich gute Langzeitergebnisse wie die Operation zeigt. Die Strahlentherapie wird derzeit besonders bei Männern angewendet, die aufgrund von Vorerkrankungen, zum Beispiel des Herzens oder der Lungen, ein erhöhtes Operationsrisiko haben oder die Nebenwirkungen einer Operation scheuen.

Für diese Männer ist bei fast gleichen Erfolgschancen die Strahlentherapie das kleinere Risiko. Grundsätzlich jedoch kommen beide Therapieverfahren, also Operation und Strahlentherapie, für alle von einem Prostatakarzinom betroffenen Männer in Frage. Beide Verfahren haben Vor- und Nachteile, Chancen und Risiken; schlussendlich kann sich nach einer Beratung durch seinen Urologen jeder Mann selbst für eine der beiden Möglichkeiten entscheiden.

Die Prostata liegt eingebettet zwischen Blase und Darm. Moderne, hoch entwickelte Verfahren können die Bestrahlung sehr gut in der Prostata selbst fokussieren und so Strahlenschäden an anderen Organen reduzieren. Die Bestrahlung wird durch die Haut vorgenommen und auf mehrere Einzeldosen verteilt. Meist wird die Bestrahlung ambulant durchgeführt; über einige Wochen verteilt erscheint der Patient dann einmal pro Tag zur Bestrahlung und kann danach die Klinik wieder verlassen. Die Bestrahlung selbst ist schmerzfrei. Während des Bestrahlungszeitraumes können Irritationen der Harnblase und des Enddarms auftreten. Die Erektionsnerven um die Prostata liegen in der Regel mit im Bestrahlungsbereich, sodass auch nach der äußeren Strahlentherapie eine Einschränkung oder gar ein Verlust der Erektionsfähigkeit zu erwarten ist.

## Brachytherapie – Bestrahlung von innen

Als Ergänzung und Alternative zur äußeren Strahlentherapie wurde in den letzten Jahren eine innere, direkt in die Prostata eingebrachte Strahlentherapie entwickelt, die sogenannte Brachytherapie. Hierbei werden kleine, mit radioaktiven Elementen bestückte Metallstifte, sogenannte Seeds, unter Narkose direkt in der Prostata platziert, die dann durch die direkt vor Ort ausgesendete Strahlung den Tumor in der Prostata bekämpfen. Für diese Behandlung in Frage kommen allerdings nur Patienten, deren Prostata nicht übermäßig vergrößert ist.

Als Hauptproblem dieser Technik gilt die ungleichmäßige Verteilung der Strahlung; dadurch besteht das Risiko, dass einige Regionen der Prostata eine zu geringe Strahlendosis erhalten und dort möglicherweise Tumorzellen überleben. Das Risiko einer dauerhaften Inkontinenz ist nach der Strahlenbehandlung geringer als nach der Radikalentfernung der Prostata, das Risiko einer Erektionsstörung hingegen vergleichbar. Leider liegen zum gegenwärtigen Zeitpunkt keine überzeugenden Daten vor, die über Langzeitverlauf und Überlebensvorteil nach der Brachytherapie Auskunft geben.

Das Nachladeverfahren (Afterload-Therapie) – eine Kombinationsbestrahlung von innen und außen, kommt für Tumoren in Frage, die aufgrund ihrer örtlichen Ausdehnung nicht mehr für eine Operation geeignet sind, aber noch keine weiteren Absiedlungen gebildet haben. Hier werden ebenfalls in einer Voll- oder Rückenmarksnarkose kleine, mit einer radioaktiven Substanz gefüllte Nadeln in die Prostata eingebracht, dort für einige Zeit belassen und wieder entfernt. Zusätzlich erfolgt dann noch eine Bestrahlung von außen. Auch für die Afterload-Behandlung gibt es noch keine Daten im Langzeitverlauf.

## Nach der Ersttherapie: lebenslange Überwachung und Nachsorge

Kehren wir zu Martin zurück. In einer Blutuntersuchung 3 Monate nach der Operation ist der PSA-Spiegel unter die Nachweisgrenze gefallen, mit großer Wahrscheinlichkeit gibt es also keine Tumorzellen mehr in Martins Körper. Der PSA-Wert eignet sich demnach als Kontrolle für den Erfolg der Operation und als ein Verlaufsparameter, mit dem man ein Wiederkehren der Erkrankung frühzeitig erkennen kann. Auch nach einer Strahlentherapie bedient man sich des PSA-Werts, um den Erfolg der Behandlung zu ermitteln und im Verlauf zu beobachten. Die Nachkontrolle sollte in den ersten Jahren alle 3–6 Monate erfolgen, später dann ist eine jährliche Kontrolle ausreichend.Steigt nun nach einigen Monaten oder Jahren der PSA-Wert bei zwei aufeinanderfolgenden Messungen wieder an, ist eine genaue Ursachensuche angezeigt. Gefahndet wird nach einem Rückfall an der Stelle der entfernten Prostata im Becken, einer Lymphknotenvergrößerung oder einer Knochenabsiedlung.

Hier kommen nun zusätzliche Untersuchungen ins Spiel wie die Computertomographie oder die Knochenszintigraphie, allerdings gelingt es nicht in allen Fällen, eine Ursache für den Wiederanstieg des PSA-Werts zu finden. Tritt nun nach einer Operation oder einer Bestrahlung ein Rückfall ein, kommen Behandlungsformen zum Einsatz, die im gesamten Körper wirksam sind.

## Für das fortgeschrittene Prostatakarzinom – die Hormontherapie

Falls ein Prostatakarzinom zu spät entdeckt wurde und bereits Absiedlungen in anderen Organen gebildet hat, ist eine operative Entfernung der Prostata in der Regel nicht mehr möglich und sinnvoll. Auch kann es mitunter Jahre nach einer Radikalentfernung der Prostata oder einer Strahlentherapie durch im Körper verbliebene lebende Tumorzellen zu einem Wiederaufflammen der Erkrankung kommen. In diesen Fällen wendet man eine andere Behandlungsstrategie an, die auf einer besonderen Eigenschaft des Prostatakarzinoms basiert, der Hormonsensibilität.

Im Jahre 1941 fand der amerikanische Wissenschaftler Charles B. Huggins heraus, dass das Wachstum des Prostatakarzinoms von männlichen Geschlechtshormonen abhängig ist. Diese Entdeckung bildet die Basis für die seither bei fortgeschrittenen, nicht mehr heilbaren Prostatatumoren angewendete Hormonblockadetherapie. Huggins selbst entfernte den betroffenen Männern beide Hoden, um die Produktionsorte des Hormons zu eliminieren – eine wirksame Methode, die auch heute noch regelmäßig angewendet wird. Während der Operation wird lediglich das Hodengewebe aus den Hodenhüllen entfernt, der Hodensack bleibt bis auf eine kleine Narbe unversehrt. Vorteil dieser Vorgehensweise: Nach dem Eingriff ist die Behandlung abgeschlossen.

Eine modernere Methode ist die medikamentöse Hormonblockade. Man unterscheidet zwei Methoden: die Blockade durch sogenannte LHRH-Analoga (LHRH = Luteinisierungshormon-Releasing-Hormon – ein Hormon aus dem Zwischenhirn) und die Blockade durch Antiandrogene. LHRH-Analoga blockieren die Ausschüttung von Luteinisierungshormon aus der Hirnanhangdrüse und damit auch die Bildung von Testosteron in den Hoden. Durch diese Medikamente wird die Produktion von Testosteron im Körper komplett unterbunden und damit das Wachstum des Tumors gebremst.

Bei den in der Therapie verwendeten Wirkstoffen handelt es sich um synthetisch hergestellte Substanzen, die als Monats- oder Dreimonatsdepots unter die Bauchhaut gespritzt werden. Im Gegensatz zur operativen Entfernung kann diese „chemische" Blockade durch einfaches Weglassen der Injektion rückgängig gemacht werden. Antiandrogene Wirkstoffe schirmen die Prostatakrebszellen von der wachstumsfördernden Wirkung der männlichen Geschlechtshormone ab und bremsen daher ihr Wachstum. Die Präparate werden in der Regel als Tabletten eingenommen.

Ein so schwerwiegender Eingriff in den Hormonhaushalt wie die komplette Testosteronblockade hat leider Nebenwirkungen: Hitzewallungen, ein Nachlassen der Erektionsfähigkeit und der sexuellen Lust werden beobachtet, ebenso wie Osteoporose und Blutarmut.

Grundsätzlich lässt sich mit der Hormonblockade keine Heilung der Krankheit erreichen, vielmehr geht es darum, das Fortschreiten der Erkrankung so lange wie möglich hinauszuzögern und damit die Lebensqualität der Betroffenen zu verbessern. Bei etwa 80 % der betroffenen Patienten gelingt es mit der Hormontherapie, das Fortschreiten der Tumorerkrankung bis zu 2 Jahre hinauszuzögern. Auch in dieser Situation eignet sich der bereits erwähnte PSA-Wert zur Kontrolle der Wirksamkeit der Behandlung.

Zum Schluss des Prostatakapitels möchte ich Ihnen, liebe Leser, noch einmal ans Herz legen, Ihrer Prostata die Beachtung zu schenken, die sie verdient. Ab einem gewissen Alter birgt dieses Organ ein gewisses Risiko für Ihr Leben. Sie jedoch haben es in der Hand, dieses Risiko zu kontrollieren, indem Sie sich einmal im Jahr einem Prostata-Check unterziehen.

# Männergesundheit im Alter

## Was verändert sich beim älteren Mann?

Im Prinzip altert jeder Mann vom Tage seiner Geburt an, nur fällt es den meisten Männern erst jenseits der 30 auf. Das kann bei ganz unterschiedlichen Gelegenheiten sein: Beim abendlichen Kicken im Park gibt es plötzlich einen jungen Kerl, der einen glatt stehen lässt, kleine Zipperlein häufen sich, oder eine durchzechte Nacht lässt einen am nächsten Tag sehr alt aussehen. Der Klassiker allerdings ist die erste Versagenssituation im Bett, die den meisten Männern schon sehr an die Nieren geht.

Eigentlich ist alles perfekt für eine romantische Nacht zu zweit, einzig die Erektion stellt sich nicht ein. Das, was sonst so selbstverständlich passiert, passiert eben nicht, und dies löst bei den Beteiligten eine gewisse Ernüchterung aus. Eine Beschwichtigung in der Art, dass das ja mal passieren könne, macht den Schock, und das ist es für viele Männer, nicht besser. Diese Situation kennen viele Männer das erste Mal aus den Dreißigern, einem Lebensjahrzehnt, in dem die berufliche und familiäre Situation viel fordert. Im Job beginnt Mann Verantwortung zu übernehmen, die eine oder andere Karriereleitersprosse ist genommen und die Ziele der beruflichen Laufbahn zeichnen sich konkreter ab. Die Familie hat möglicherweise schon das erste oder zweite Mal Nachwuchs bekommen, und auch hier ist Mann gefordert.

Über die Probleme der mangelnden Erektionsfähigkeit haben wir bereits ausführlich gesprochen, das ist auch nicht das Thema dieses Kapitels. Bei der großen Mehrzahl der angesprochenen Männer bleibt die Versagenssituation ein einmaliges Ereignis, sie hinterlässt jedoch die Erkenntnis, dass gewisse Dinge nicht mehr so funktionieren wie mit 18.

Das Älterwerden birgt für Männer Chancen und Risiken, beide Aspekte wollen wir in diesem Kapitel beleuchten. Risiken bestehen vor allem auf gesundheitlichem Gebiet, und das betrifft sowohl das körperliche als auch das seelische Wohlbefinden. Beide Aspekte sind eng miteinander verbunden und beeinflussen sich gegenseitig.

Irgendwann, meist jenseits des 40. Lebensjahres, bemerken viele Männer Veränderungen ihres Körpers, die sich in vielerlei Hinsicht äußern können. Müdigkeit, Lustlosigkeit, nachlassende Leistungsfähigkeit bis hin zur manifesten Depression werden beobachtet und zuweilen sehr unscharf als Krise in der Lebensmitte beschrieben. Einige Männer reagieren in dieser Lebensphase zuweilen ungewöhnlich, der eine oder andere Käufer eines Sportwagens aus Zuffenhausen oder einer Harley gehört ebenso dazu wie der Fünfziger mit der Freundin im Alter seiner Tochter. Sind Sie in diesem Alter, dann trösten Sie sich mit der Erkenntnis, dass Jüngere zwar schneller laufen, aber Ältere den Weg kennen.

## Der Prozess des Alterns

Die Existenz des Menschen wird in vielen Beschreibungen als eine Art Lebensbogen dargestellt, der je nach Sichtweise mit der befruchteten Eizelle oder der Geburt beginnt und mit dem Tod endet. Der Lebensbogen beginnt mit einer Wachstums- und Entwicklungsphase, an deren Ende ein voll funktionsfähiges Individuum steht. Evolutionsbiologisch dient das Wachstum und die Reife des Individuums einzig der erfolgreichen Fortpflanzung und somit der Weitergabe der Erbinformation. Die Aufbauphase geht schließlich fließend in eine Rückbildungsphase über, in der der Organismus schrittweise die erworbenen Funktionen, Fähigkeiten und Eigenschaften verliert. Dieser Prozess der Rückbildung wird als Altern bezeichnet und ist durch einige elementare Regeln gekennzeichnet.

Das Altern tritt nach derzeitigem Wissen zwingend ein, das heißt, es ist weder heilbar noch umkehrbar. Der Alterungsprozess läuft kontinuierlich ab, aber nicht alle Funktionen und Eigenschaften des Organismus altern im gleichen Tempo. Während Muskulatur und Bewegungsapparat schon in den Dreißigern erste Verschleißerscheinungen zeigen, bleiben intellektuelle Fähigkeiten, nicht zuletzt gestützt auf Erfahrungen und Routine, bis ins hohe Alter nahezu unverändert erhalten. Für den biologischen Prozess des Alterns existieren bisher zwei Theorien, die Programm- und die Fehlertheorie. Die Programmtheorie betrachtet das Altern als genetisch vorgegebenes Muster, das nach Abschluss der Fortpflanzung zu einem zunehmenden Verlust von Körperfunktionen bis zum Tod des Organismus führt. Die Fehlertheorie geht davon aus, dass bestimmte Umwelteinflüsse dauernd auf den Organismus einwirken und Schäden verursachen. Diese Schäden können vom Körper nur unvollständig repariert werden, sie häufen sich im Alter und führen zu den bekannten Verschleiß- und Alterungserscheinungen. Die Lebenserwartung ist in den letzten 100 Jahren von etwa 50 auf 80 Jahre angestiegen. Diese Tatsache beschreibt der *Scientific American* wie folgt: „Wir leben nicht länger, weil wir anders altern, sondern weil wir anders leben.“ Zwischen Frauen und Männern besteht ein erheblicher Unterschied in der Lebenserwartung, Frauen werden zurzeit im Durchschnitt etwa 6 Jahre älter.

## Frauen leben länger

Woran liegt das? In jungen Jahren sind Männer risikobereiter, leben ungesünder, rauchen häufiger und ernähren sich weniger gesundheitsbewusst. Mit steigendem Lebensalter kümmern sie sich weniger um Risikofaktoren wie Stress, Bewegungsmangel und Übergewicht, verzichten auf ärztliche Vorsorgeuntersuchungen und missachten Warnsignale des Körpers. Männer suchen bei Beschwerden später den Arzt auf als Frauen. Trotz einer geringeren Lebenserwartung halten sie sich subjektiv für viel gesünder als sie sind, gleichzeitig wissen sie häufig mehr über ihr Auto oder ihren Fußballverein als über ihren Körper. Dabei ist gerade das Wissen über einen gesunden Lebensstil entscheidend für das – schließlich von allen gewollte – „länger jung Bleiben“. Durch eine gezielte Prävention lassen sich Krankheiten gänzlich vermeiden oder treten Jahre später auf. Medizinische Vorsorgeuntersuchungen erkennen mögliche Risikofaktoren für spätere Krankheiten oder schwere Erkrankungen in einem frühen, einer heilenden Behandlung noch zugänglichen Stadium.

## Anti-Aging: länger jung bleiben oder langsamer altern?

Das gestiegene Gesundheitsbewusstsein von Menschen um die 50 hat in den letzten Jahren eine regelrechte Anti-Aging-Industrie hervorgebracht. Die Branche trägt dem Wunsch vieler Menschen Rechnung, den Alterungsprozess zu stoppen oder zumindest zu verlangsamen. Auch wenn dies im Widerspruch zu so mancher Hochglanzbroschüre steht: Eine medikamentöse Beeinflussung des Altern ist zurzeit nicht möglich. Antioxidantien wie die Vitamine E und C eliminieren freie Sauerstoffradikale und schützen so den Körper und vor allem das genetische Material. Der Nachweis, dass Vitaminpräparate tatsächlich das Altern aufhalten, fehlt aber bisher.

Vielfach als das Anti-Aging-Hormon schlechthin gepriesen wird das menschliche Wachstumshormon, in Studien allerdings konnte man bisher keine eindeutige Wirksamkeit auf den Alterungsprozess nachweisen. Die Risiken und Langzeitfolgen einer Therapie sind derzeit noch nicht abzuschätzen. Zudem ist das Präparat sehr teuer. Die in einigen Untersuchungen beobachteten Effekte auf die Muskulatur können ebenso gut und wesentlich billiger durch körperliches Training erzielt werden. Vor einer unkritischen Anwendung ist an dieser Stelle zu warnen; im besten Falle schadet Ihnen das Präparat nicht, es hilft nur dem Kontostand Ihres selbst ernannten Anti-Aging-Spezialisten.

Gleiches gilt für das Hormon Dehydroepiandrosteron, kurz DHEA. Dieses Hormon wird in der Nebenniere hergestellt und fällt während der Bildung des männlichen Geschlechtshormons Testosteron an. Im Lauf des Lebens zeigt DHEA interessanterweise die höchste Blutkonzentration bei jungen Männern Anfang 20, bei Männern um die 60 finden sich weit geringere Werte, sie erreichen nur etwa ein Drittel der in jungen Jahren gemessenen Blutspiegel. Die genaue biologische Funktion von DHEA liegt noch weitgehend im Dunkeln, daher herrscht allgemein Unklarheit über die potenzielle Wirkung einer Gabe von DHEA beim älteren Mann. Trotz großer Erkenntnislücken wird das Hormon in den USA jedoch bereits als die „Jungbrunnen"- und „Lifestyle"-Pille vermarktet. In der Tat konnten einige Untersuchungen positive Einflüsse auf Vitalität und Wohlbefinden älterer Männer zeigen. Auch eine Verbesserung der Erektionsfähigkeit scheint sich unter der Therapie mit DHEA einzustellen; hier liegen aber noch keine abschließenden Erkenntnisse vor. Ebenso besteht im Moment Unklarheit über potenzielle Risiken und Spätfolgen einer Therapie, insbesondere die Auswirkungen einer DHEA-Gabe auf die Prostata sind noch überhaupt nicht untersucht. Auch hier sei noch einmal eindringlich von einer unkontrollierten Einnahme abgeraten.

# Hormone des alternden Mannes

Erst seit wenigen Jahren wird der Tatsache Rechnung getragen, dass es bei Männern ebenso wie bei Frauen zu einer Umstellung des Hormonhaushaltes kommt und dass diese Veränderung mitunter auch bei Männern körperliche und seelische Auswirkungen hat.

Testosteron spielt im Körper des Mannes eine herausragende Rolle. Das Hormon steuert nicht nur die sexuelle Lust und Fortpflanzungsfähigkeit, sondern hat auch ganz entscheidenden Einfluss auf Motivation, Leistungsvermögen und den Knochen- und Muskelapparat. Männer können bis ins hohe Alter hinein Vater werden, denn im Gegensatz zur Frau bleibt die Produktion von Sexualhormonen und Samenzellen ein Leben lang erhalten. Dennoch sinkt ab dem 50. Lebensjahr der Hormonspiegel bei den meisten Männern, ohne dass dies unbedingt Auswirkungen auf den einzelnen Mann haben muss. Das Ausmaß des Hormonrückgangs ist von Mann zu Mann verschieden, daher kann (aber muss nicht unbedingt) der sinkende Sexualhormonspiegel gesundheitliche Auswirkungen haben.

Die Anzeichen eines Testosteronmangels kommen leider recht nebulös daher und weisen nur indirekt auf das Problem hin. Nachlassende Leistungsfähigkeit, Müdigkeit, Abnahme der Gedächtnisleistung und der Konzentration können ebenso wie eine depressive Verstimmung auf einen Testosteronmangel hinweisen. Leider sind diese allgemeinen Symptome recht unspezifisch, da sie auch bei anderen Erkrankungen beobachtet werden können. Treten zudem Symptome wie nachlassende sexuelle Lust, Erektionsschwäche, Abnahme der Muskulatur und Ausdauer hinzu, so kann dies schon eher auf einen Hormonmangel hindeuten. Der betroffene Mann ist in der Regel schwer in seiner Lebensqualität beeinträchtigt, sodass eine ärztliche Konsultation ratsam ist.

Mögliche Symptome eines Mangels an Testosteron kann Ihr Urologe in einem Fragebogen überprüfen, dem „Aging Males Symptoms Rating Scale“, der von Wissenschaftlern der St. Louis University erstellt wurde und auch in deutscher Sprache verfügbar ist.

Der Test besteht aus 17 Fragen und beurteilt körperliche und seelische Auswirkungen eines möglichen Mangels des männlichen Geschlechtshormons. Die Antworten auf die folgenden Fragen werden je nach Schwere der Symptome auf einer Skala von 1 bis 5 aufgetragen (1 = keine, 2 = leichte, 3 = mittlere, 4 = schwere, 5 = sehr schwere Symptome) und schließlich zu einer Gesamtpunktzahl addiert, die einen recht genauen Aufschluss über das Ausmaß von durch Hormonmangel verursachten Beschwerden gibt.

1. Verschlechterung des allgemeinen Wohlbefindens (subjektives Gesundheitsempfinden)
2. Gelenk- und Muskelschmerzen (Gelenk-, Rückenschmerzen)
3. Starkes Schwitzen (plötzlich auftretend, unabhängig von Belastungen)
4. Schlafstörungen (Einschlaf-, Durchschlafstörungen, zu frühes und zu müdes Aufwachen, schlechter Schlaf, Schlaflosigkeit)
5. Erhöhtes Schlafbedürfnis, häufig müde
6. Reizbarkeit (Aggressivität, durch Kleinigkeiten schnell aufgebracht, missgestimmt)
7. Nervosität (innere Anspannung, innere Unruhe, nicht still sitzen können)
8. Ängstlichkeit (Panik)
9. Körperliche Erschöpfung, Nachlassen der Tatkraft (allgemeine Leistungsminderung, Abnahme der Aktivität, fehlende Lust zu Unternehmungen; das Gefühl, weniger zu schaffen, zu erreichen; sich antreiben müssen, etwas zu unternehmen; nicht still sitzen können)
10. Abnahme der Muskelkraft (Schwächegefühl)
11. Depressive Verstimmung (Mutlosigkeit, Traurigkeit)
12. Gefühl, der Höhepunkt des Lebens sei überschritten
13. Entmutigt fühlen, Totpunkt erreicht
14. Verminderter Bartwuchs
15. Nachlassen der Potenz
16. Abnahme morgendlicher Erektionen
17. Abnahme der Libido (Spaß am Sex, Lust auf Sexualverkehr)

Dieser Fragebogen ist im Internet verfügbar und kann dort online ausgefüllt werden, das erspart das lästige Zusammenzählen der Punktwerte. Das Testergebnis kann wichtige Hinweise auf einen Mangel an männlichem Geschlechtshormon geben, erübrigt jedoch keinesfalls eine Bestimmung des Testosterons im Körper. Die Messung des Testosteronwerts ist problemlos aus dem Blut möglich, allerdings sind dabei einige Dinge zu beachten. Zum Beispiel zeigt der Testosteronspiegel jahreszeitliche Schwankungen, wie vielleicht der eine oder andere unter Ihnen bereits bemerkt hat. Jedes Jahr im Mai hört und liest man in den Medien, es sei ja nun Frühling, Zeit für die Liebe, und die Hormone würden fließen. Glauben Sie das? Ich zumindest habe es geglaubt, bis ich einmal in der medizinischen Literatur recherchierte. Eine Studie aus Norwegen ging der Sache auf den Grund und bestimmte die Testosteronwerte in einer Gruppe norwegischer Männer einmal im Monat über ein ganzes Jahr hinweg. Lediglich der Monat Juli fehlte, offenbar weilt im Juli ganz Norwegen in den Ferien. Die Jahreszeiten unterscheiden sich bekanntermaßen unter anderem durch die Temperatur und die Dauer der Licht- bzw. Sonneneinstrahlung, die man in Norwegen durch die großen Schwankungen zwischen Sommer und Winter besonders gut beobachten kann.

Überraschenderweise zeigten sich die tiefsten Testosteronwerte im August, dem Monat also mit der höchsten Temperatur und der längsten Sonneneinstrahlung. Die höchsten Hormonwerte hingegen waren im vorweihnachtlichen Dezember zu verzeichnen, dem dunkelsten und eher kalten Monat. Dabei lagen die Werte zwischen dem höchsten und tiefsten Testosteronspiegel beträchtlich auseinander; die Abweichung betrug über 30 %.

Diese Beobachtungen machen dem Hormon-Overkill im Frühling den Garaus – alles reine Phantasie. Ich weiß nicht, wie es Ihnen geht, liebe Leser, ein bisschen ist man schon versucht, daran zu glauben. Aber schlussendlich muss die Liebe ja nicht zwingend mit einem hohen Testosteronspiegel zu tun haben.

Neben der jahreszeitlichen Variabilität ist auch von einer tageszeitlich abhängigen Schwankung der Testosteronwerte auszugehen. Die Abnahme sollte nüchtern erfolgen, da Blutfette den Wert beeinflussen können. Der Testosteronblutspiegel erreicht in den frühen Morgenstunden sein Maximum, er liegt dabei 30–50 % über dem tiefsten Hormonspiegel am frühen Abend. Grund dafür ist die Ausschüttung des die Testosteronproduktion regulierenden Hormons LH, welches aus der Hirnanhangdrüse in eben dieser Rhythmik ausgeschüttet und über die Blutbahn zu den Hoden und damit zum Ort der Testosteronproduktion gelangt. Idealerweise sollte die Bestimmung des Hormonspiegels immer zur gleichen Tageszeit erfolgen, möglichst am Morgen. Auch eine Reihe anderer Faktoren kann den Hormonwert beeinflussen, so können zum Beispiel Leber- und Nierenerkrankungen, stärkerer Alkoholkonsum und ausgiebige körperliche Betätigung die Hormonwerte senken. Generell sollte der Wert mindestens zweimal gemessen werden, um mit einer ausreichenden Sicherheit auch persönliche Schwankungen auszuschließen. Die Höhe der Testosteronkonzentration im Blut ist aber auch vom Lebensstil abhängig. In einer Studie aus Norwegen hat man den Einfluss sogenannter Lifestyle-Faktoren auf den Testosteronspiegel untersucht und Erstaunliches festgestellt. So lag der Hormonspiegel bei Rauchern höher als bei Nichtrauchern, ebenso erhöhte das Trinken von mehr als vier Tassen Kaffee pro Tag den Testosteronspiegel. Männer mit hohem Body-Mass-Index hatten geringere Hormonwerte als eher schlanke Männer mit niedrigem Body-Mass-Index. Die Menge des täglich konsumierten Alkohols und die körperliche Bewegung hatten in dieser Untersuchung keinen Einfluss auf die Hormonspiegel. Ob diese Daten nun einen für die Praxis relevanten Rückschluss erlauben, lässt die Untersuchung leider offen, denn welche Auswirkung ein erhöhter Testosteronwert eines kaffeetrinkenden, schlanken Rauchers hat, blieb ungeklärt.

Hat Ihr Urologe nun auf einen Verdacht hin den Testosteronspiegel in Ihrem Blut gemessen, beginnt leider das Dilemma. Es gibt nämlich keinen allgemein akzeptierten Normalwert für die Hormonkonzentration im Blut, ganz zu schweigen von der Veränderung dieses Werts mit zunehmendem Alter. Bei gesunden erwachsenen Männern liegt der Wert des Gesamttestosterons zwischen 10 und 30 Nanomol pro Liter. Diese Spanne ist riesig und spiegelt die große Schwankungsbreite der Hormonwerte bei verschiedenen Männern wider. Mit zunehmendem Alter fällt auch bei gesunden Männern langsam der Testosteronspiegel im Blut. In welchem Maße dies geschieht und ab welchem Wert ein Hormondefizit besteht, ist noch nicht im Detail bekannt. Entsprechend schwer fällt es, einen möglichen Testosteronmangel nachzuweisen. Nach wie vor fehlen beweisende Symptome oder Diagnoseverfahren, die einen Mangel mit ausreichender Sicherheit belegen.

## Wann ist eine Hormontherapie sinnvoll?

Ist ein Mangel durch das Auftreten der typischen Symptome und durch eine mehrfache Bestimmung des Testosteron-Blutspiegels nachgewiesen, kann das fehlende Hormon ersetzt werden. Zuvor jedoch sollte eine gründliche Untersuchung erfolgen, denn eine Zufuhr von Testosteron ist nicht ganz ungefährlich. Vor einer unkontrollierten Testosteron-Einnahme ist unbedingt zu warnen; suchen Sie vor der Einnahme eines Hormonpräparates Ihren Arzt auf.

Auf jeden Fall muss vorher das Vorliegen eines bösartigen Prostatatumors ausgeschlossen werden. Zwar ist das Testosteron nicht direkt für die Entstehung von Prostatakrebs verantwortlich zu machen, es kann jedoch das Wachstum eines vorhandenen, aber bisher nicht entdeckten Tumors beschleunigen. Daher ist eine gründliche urologische Untersuchung der Prostata unbedingt notwendig; sie besteht aus der Tastuntersuchung der Prostata, einer Ultraschall-Untersuchung und der Bestimmung des Prostata-spezifischen Antigens (des sogenannten PSA-Werts; siehe S. 140). Ist ein Prostatakarzinom ausgeschlossen, steht einer Testosterongabe nichts mehr im Wege.

Vorsicht ist allerdings auch bei einer Reihe anderer Erkrankungen geboten, insbesondere ist hier das Schlafapnoe-Syndrom zu nennen, bei dem es während des Schlafes zu Unregelmäßigkeiten der Atmung kommt. Eine Testosterongabe kann eine solche Atemstörung fördern, besonders übergewichtige Männer sind davon betroffen. Auch bei Männern mit einer gutartigen Prostatavergrößerung ist Vorsicht geboten; eine Hormongabe sollte nur unter Kontrolle eines Urologen erfolgen.

Schon vor weit über 100 Jahren machte man sich Gedanken über den Hormonspiegel im Alter. Der französische Arzt Brown-Séquard war mit über 70 Jahren mit seiner sexuellen Performance unzufrieden und unternahm allerlei unappetitliche Selbstversuche. Am 1. Juni 1889 berichtete er vor der berühmten „Société de Biologie" in Paris in einem Vortrag über einen Extrakt aus Hunde- und Meerschweinchenhoden, den er sich selbst verabreicht hatte. Nach fünf Injektionen verspürte er eine Zunahme der körperlichen und geistigen Fitness, was wohl größtenteils auf einem Placebo-Effekt beruhte. Später ging man sogar so weit, Männern Hodenteile von Affen und exekutierten Männern zu verpflanzen, sämtlich zum Scheitern verurteilte Ansätze.

Heute kann Testosteron dem Körper des Mannes über verschiedene Wege zugeführt werden. In früheren Jahren weit verbreitet waren Spritzen in die Muskulatur, zum Beispiel in den Gesäßmuskel. Nichts für Spritzenphobiker, und auch sonst ist die Methode ein wenig aus der Mode gekommen, da nach der Injektion die Hormonwerte stark schwanken. Eine Testosterontablette (das Andriol®) spielt in der Behandlung eines Hormonmangels nur eine untergeordnete Rolle; das Präparat wird nach der Einnahme sehr schnell im Körper abgebaut, sodass eine Einnahme dreimal pro Tag nötig ist.

Zwei vielversprechende neue Formen der Testosterongabe drängen in den letzten Jahren auf den Markt, das Testosteronpflaster und das Testosterongel. Beide Applikationsformen vereinen eine einfache Anwendung mit einem gleichmäßigen Wirkstoffspiegel im Körper.

Die Pflasteranwendung hat den großen Vorteil, dass sie die normalen tageszeitlichen Schwankungen des Hormonspiegels im Körper nachahmen kann. Durch das Aufkleben des Pflasters am Morgen wird eine hohe Wirkstoffkonzentration in den Vormittagstunden erreicht, die dann ähnlich wie die normale Hormonkonzentration zum Abend hin abfällt. Das Testosteronpflaster der ersten Generation (Testoderm®) wurde direkt auf die Haut des Hodensacks geklebt. Diese Pflaster waren unbequem, und es gelang nicht immer, sie so zu befestigen, dass sie den ganzen Tag an Ort und Stelle blieben. Wurde zudem die Haut am Hodensack nicht vorher rasiert, war das spätere Entfernen kein Spaß. Die zweite Generation der Hormonpflaster (Androderm®) kann praktisch überall am Körper geklebt werden, üblicherweise wird der Oberarm, der Oberschenkel oder der Rücken empfohlen. Bei Letzterem sei empfohlen, es nur dort hinzukleben, wo Sie es auch problemlos wieder allein entfernen können. Bei regelmäßiger Anwendung sollte die Klebestelle wechseln, ebenso ist eine intensive Sonneneinstrahlung zu vermeiden. Bei einem von zehn Männern kann eine Hautreizung an der Klebestelle auftreten, hier kann eine von Ihrem Hautarzt verschriebene Kortisonsalbe helfen.

Die Zukunft der Hormonsubstitution gehört womöglich dem Testosterongel, das seit einiger Zeit auf dem Markt ist und unter dem Namen Androgel® vertrieben wird. Das Gel wird einmal täglich, in der Regel morgens, auf die Haut der Oberarme, der Schultern oder des Bauches aufgetragen und ist für die Haut im Allgemeinen gut verträglich. Dabei sollte die Haut sauber und trocken sein. Nach dem Auftragen zieht das Gel recht schnell ein, sodass man sich nach wenigen Minuten ankleiden kann. Nach dem Auftragen des Gels unbedingt die Hände waschen, um eine ungewollte Kontamination anderer Personen zu vermeiden. Dass dies nicht so aus der Luft gegriffen ist, zeigen Erkenntnisse aus klinischen

Studien: Nach dem Auftragen des Gels auf die Haut des Mannes führte ein intensiver Hautkontakt über 15 Minuten zu einer Verdoppelung des Testosteronspiegels der Partnerin. Also Vorsicht beim Kuscheln nach der Gel-Anwendung!

## Wirkungen und Nebenwirkungen der Hormontherapie

Besteht bei einem Erwachsenen über einen längeren Zeitraum ein Mangel an Testosteron, so führt dies zu einem Verlust von sexueller Lust und Potenz, Muskelmasse, Knochendichte, Leistungsvermögen und Ausdauer. Weiterhin können Gedächtnis- und Konzentrationsstörungen, Müdigkeit und Antriebslosigkeit bis zur Depression die Folge sein. Sind nun alle diese Symptome allein durch einen kleinen Klecks Testosterongel zu beheben?

Ganz so einfach ist es leider nicht. Beginnen wir mal mit dem Sex. Eine Testosteron-Substitution scheint sich vor allem auf die sexuelle Lust und weniger auf die Erektionsfähigkeit auszuwirken. Dennoch verbessert sich die Zufriedenheit älterer Männer mit ihrem Sexualleben unter einer Hormongabe, auch ohne direkte Verbesserung der Potenz. Zur Unterstützung der Erektionsfähigkeit stehen seit einigen Jahren die bereits erwähnten Medikamente (die Phosphodiesterase-Hemmstoffe Viagra®, Levitra® und Cialis®) bereit, die im Übrigen am besten wirken, wenn der Testosteronspiegel im Blut normal ist. Zudem verbessern auch die positive Stimmung und das allgemein steigende Lebensgefühl das sexuelle Erleben und die Leistungsfähigkeit im Bett.

Bei älteren Männern mit einem Testosterondefizit beobachtet man mitunter eine Abnahme der Knochendichte; eine Hormongabe kann hier dazu beitragen, einen normalen Knochenaufbau wiederherzustellen. Ob dies auch das Risiko für einen Knochenbruch, etwa einen Oberschenkelhalsbruch, senkt, ist bisher nicht ganz klar. Der Aufbau von Muskulatur ist das erklärte Ziel, wenn im Leistungssport Testosteronpräparate zum Einsatz kommen; bestes Anschauungsobjekt sind die weiblichen Schwimmstars der siebziger Jahre oder die Damen und Herren aus der Bodybuildingszene. Auch beim älteren Mann wird unter einer Testosterontherapie eine Zunahme der Muskelmasse beobachtet, die allerdings nicht zwingend mit einer Zunahme der Muskel-Leistungsfähigkeit einhergehen muss. In vielen Fällen jedoch verbessern sich Vitalität, Leistungsfähigkeit und Ausdauer, nicht zuletzt durch den gestärkten knöchernen und muskulären Bewegungsapparat.

Testosteron wirkt sich positiv auf die Stimmungslage und das psychische Wohlbefinden aus, es kann einer Depression vorbeugen und eine bereits bestehende wirksam eindämmen. Die Konzentrations- und Gedächtnisleistungen verbessern sich unter einer Therapie. Sehr positive Resultate liegen auch bei Männern mit einer Verengung der Herzkranzarterien vor. Testosteron kann offenbar die verengten Blutgefäße erweitern und führte in Studien zu einer Verlängerung der Belastbarkeit der von einer koronaren Herzkrankheit betroffenen Männer.

Das männliche Geschlechtshormon scheint sich ebenfalls günstig auf den Stoffwechsel im Körper auszuwirken, einige Studien konnten eine positive Wirkung auf die Blutfette nachweisen. Diese Effekte sind allerdings eher klein und noch nicht abschließend geklärt. Hinlänglich bekannt ist, dass ein Testosteronmangel zu einer Zunahme des Körperfetts führt. Gleichzeitig kommt es im höheren Lebensalter zu einer Verschiebung der Körperzusammensetzung: Der Muskelanteil nimmt ab, der Fettanteil hingegen zu. Interessante Beobachtungen aus den letzten Jahren legen die Vermutung nahe, dass es unter einer Hormongabe zu einem Rückgang der Körperfettmasse kommt. Weit entfernt jedoch sind wir noch von der Testosterongabe als Bauch-weg-Therapie, verlassen Sie sich hierbei lieber auf eine gesunde Ernährung und ausreichende Bewegung.

Nun haben wir viele, viele Vorteile einer Testosterontherapie besprochen, und Sie werden sicher auf den Haken an der Sache warten. Und in der Tat hat die Hormonersatztherapie wie jede Behandlung auch Risiken und Nebenwirkungen, auf die wir nun eingehen wollen. Bei unbestrittenen Vorteilen liegt nämlich die Versuchung nahe, das Testosteron quasi als Lifestyle-Pille unkritisch und flächendeckend einzusetzen. Noch einmal sei an dieser Stelle vor einer unkontrollierten Anwendung gewarnt, die Hormonersatztherapie muss in jedem Falle von einem ausgewiesenen Experten (Ihrem Urologen oder Endokrinologen) abgeklärt, dosiert und im Verlauf kontrolliert werden. Die Hormonbehandlung birgt beim älteren Mann neben den genannten Vorteilen auch eine Reihe von Risiken und potenziellen Nebenwirkungen, auf die ich kurz eingehen möchte. Testosteron ist in jungen Jahren maßgeblich an Entwicklung und Wachstum der Prostata beteiligt und spielt später bei der Entstehung von Erkrankungen der Prostata eine wichtige Rolle. Eunuchen, bei denen bereits vor der Pubertät die Hoden als Produktionsort der männlichen Geschlechtshormone entfernt werden, entwickeln praktisch nie eine gutartige Prostatavergrößerung oder gar einen Prostatakrebs. Unter Männern mit normaler Hormonproduktion treten beide Erkrankungen jedoch sehr häufig auf; der bösartige Prostatakrebs ist immerhin der häufigste Tumor des Mannes und die gutartige Prostatavergrößerung ab dem 50. Lebensjahr quasi eine Volkskrankheit. Führt man nun im Rahmen einer Hormontherapie zusätzliches Hormon von außen zu, kann das Wachstum der Prostata insgesamt oder gar eines Prostatakrebses stimuliert werden. Beides sollte man vermeiden, Letzteres in jedem Fall. Vor einer Behandlung mit Testosteron muss ein möglicherweise im Verborgenen wachsender und noch nicht entdeckter Prostatakrebs ausgeschlossen werden. Dies geschieht, wie bereits erwähnt, durch eine gründliche urologische Untersuchung mit Bestimmung des PSA-Werts sowie der Tast- und Ultraschalluntersuchung der Prostata. Auch während der Therapie wird regelmäßig eine Kontrolle des PSA-Werts empfohlen; steigt dieser unter der Therapie an, ist in jedem Falle Vorsicht geboten und eine erneute Untersuchung angeraten.

Auch Blasenbeschwerden, die durch eine gutartige Prostatavergrößerung hervorgerufen werden, können sich unter einer Hormontherapie mit Testosteron verschlimmern. Der Grund ist ein beschleunigtes Wachstum der Prostata. Manchmal kann bereits eine nur kleine Größenzunahme der Drüse dafür verantwortlich sein, dass sich Anzeichen wie häufiges, besonders nächtliches Wasserlassen, starker Harndrang und unvollständige Blasenentleerung entwickeln. Aus diesen Gründen ist man also eher zurückhaltend, wenn es darum geht, einem Mann mit gutartiger Prostatavergrößerung eine Testosterontherapie angedeihen zu lassen. Falls man sich dafür entscheidet, sind eine sorgfältige Beobachtung durch den betreffenden Mann selbst und eine regelmäßige Kontrolle durch den behandelnden Urologen ratsam.

## Sexualität des alternden Mannes

Sexualität im Alter war lange ein Tabuthema und wurde erst in den letzten 10 Jahren auch im Zuge der Markteinführung von Viagra® überhaupt als relevantes Problem erkannt. Bislang galten Menschen im Alter ebenso wie Kinder als asexuell, und Sexualität als alleiniges Privileg der Jugend. Haben Sie sich eigentlich als Heranwachsender vorstellen können, wie es Ihre Eltern oder gar Großeltern miteinander treiben? In jungen Jahren wird Sexualität allgemein als selbstverständlich und unveränderlich empfunden, über den Sex im Alter macht sich keiner so recht Gedanken. In den Medien wird die sexuelle Leistungsfähigkeit bis ins hohe Alter als selbstverständlich propagiert, keiner kann sich vorstellen, dass es bei Sean Connery oder Clint Eastwood nicht mehr so recht klappt, wenn es mit der attraktiven Filmpartnerin deutlich unter 30 ins Bett geht. Andererseits ist das Thema Sexualität nach wie vor sehr emotional besetzt und trotz vermeintlich stattgefundener sexueller Revolution und Aufklärung fällt ein unverkrampftes Herangehen nach wie vor schwer.

Leider gibt es nur eine Handvoll Studien zur Sexualität im Alter, in Anbetracht der demographischen Entwicklung und des Wunsches vieler Menschen, auch im Alter noch sexuell aktiv zu sein, gewinnt das Thema aber immer mehr Interesse. Zwar nimmt die sexuelle Aktivität mit den Jahren ab, dennoch unterscheidet sich der Anteil der sexuell aktiven Paare kaum zwischen den 18-Jährigen (94 %) und den 60-Jährigen (90,4 %). Hätten Sie nicht gedacht, stimmt's?

Das Bedürfnis nach sexueller Betätigung gehört auch im Alter zu den Grundbedürfnissen eines jeden Menschen. Dennoch: An einem auf einer Parkbank knutschenden Teenager-Pärchen nimmt niemand Anstoß, an einem auf einer Parkbank knutschenden Pärchen über 70 hingegen schon.

Betrachtet man die demographische Entwicklung, so lässt sich das Thema Sexualität im Alter nicht länger negieren. Wie gerade erwähnt, sind nach einer Untersuchung der Universität Leipzig über 90 % der 60-jährigen Menschen in einer Partnerschaft sexuell aktiv. In einer Studie aus der Schweiz wurden rund 1500 Frauen und Männer zwischen 45 und 91 Jahren nach ihren sexuellen Interessen und Aktivitäten sowie ihrer sexuellen Zufriedenheit befragt. Die Untersuchung zeigte, dass der Wunsch nach Zärtlichkeit im Alltag bei der Mehrheit der befragten Personen bis ins hohe Alter vorhanden bleibt.

In dieser Studie hat man auch die sexuellen Vorlieben der befragten Männer und Frauen ausgewertet, zum Teil mit überraschenden Erkenntnissen. Nur ein sehr geringer Anteil der Männer (0,8 %) und Frauen

(2,9 %) verneinte generell sexuelles Interesse. Immerhin berichteten 97,3 % der Männer und 82,5 % der Frauen bis 75 Jahre von sexuellen Gedanken, Phantasien und Träumen. Bis zum Alter von 69 Jahren bevorzugen fast alle Männer (99,1 %) den Geschlechtsverkehr als sexuelle Aktivität, bei Frauen in diesem Alter sind es immerhin noch 82,5 %. Im Alter von 75 Jahren und darüber wünschen sich noch 62,2 % der Männer und 46,7 % der Frauen einen vaginalen Geschlechtsverkehr. Das sind überraschende Zahlen, wie ich finde; sie unterstreichen, dass der Wunsch nach Befriedigung der sexuellen Bedürfnisse bis ins hohe Alter erhalten bleibt.

Mit den Jahren verändert sich die normale sexuelle Reaktion des Mannes, aber mit zunehmendem Lebensalter kommen auch sexuelle Funktionsstörungen wie die Erektionsschwäche hinzu. Wenden wir uns zunächst den normalen Veränderungen des sexuellen Reaktionszyklus zu, die sich mit zunehmendem Alter einstellen können und denen zunächst einmal keine krankhafte Bedeutung zukommt. Nicht wenige Männer vergleichen ihre sexuelle „Performance" mit der in ihrer Jugend und fehlinterpretieren die eigentlich normalen Veränderungen in der sexuellen Reaktion als beginnendes sexuelles Versagen. Geraten diese Männer dann in eine Spirale von Leistungsdruck und Versagensangst, kann sich eine Erektionsstörung entwickeln. Grund genug, die Veränderungen des sexuellen Reaktionszyklus einmal im Detail anzusehen.

In der Erregungsphase dauert es häufig länger, bis sich eine Erektion einstellt, der Grad der Steifigkeit lässt nach. Hinzu kommt, dass zum Erreichen einer Erektion häufig eine stärkere Stimulation nötig ist. Zudem können ältere Männer die Erektion weniger lange aufrechterhalten, als dies in jüngeren Jahren der Fall ist. In der Plateauphase dauert es meist länger, bis eine Ejakulation erfolgt, der Drang zur Ejakulation ist weniger stark ausgeprägt als in der Jugend. Das Volumen der ausgestoßenen Samenflüssigkeit verringert sich mit den Jahren, das kraftvolle Ausstoßen der Samenflüssigkeit lässt nach und wird als weniger lustvoll empfunden. Das Orgasmusgefühl kann unschärfer erkennbar sein, der Orgasmus verkürzt sich häufig. Die Zeit bis zu einer neuerlichen Erektion, die Refraktärzeit, verlängert sich. Diese Veränderungen treten bei praktisch jedem Mann im Alter mehr oder minder stark auf.

Bekannt ist, dass die Häufigkeit von sexuellen Aktivitäten mit den Jahren abnimmt. Was dies nun aber in konkreten Zahlen heißt, war lange

Zeit nicht klar. Im Jahr 2004 wurden zum ersten Mal verlässliche Daten aus der Massachusetts-Male-Aging-Studie veröffentlicht. 1085 Männer zwischen 40 und 70 Jahren wurden zwischen 1987 und 1989 erstmalig zu ihrem Sexualleben befragt. Im Mittel 9 Jahre später wurde die Befragung wiederholt, um die Veränderungen mit zunehmendem Alter zu untersuchen. Die Häufigkeit des Geschlechtsverkehrs verringerte sich im Monatsmittel von 6,5 am Beginn auf 4,7 am Ende der Untersuchung. Ähnliche Ergebnisse waren bei der Anzahl der Erektionen pro Monat zu beobachten: Die mittlere Anzahl der Erektionen fiel von 24,9 auf 17,2 nach 9 Jahren. Der Wunsch nach sexueller Betätigung ging leicht zurück, ebenso wie der Grad der Befriedigung durch die sexuelle Betätigung.

Bezogen auf die einzelnen Jahrgänge wurden interessante Beobachtungen gemacht. Nach einem Zeitraum von 9 Jahren ging die Anzahl der monatlichen Sexualkontakte bei Männern in den Vierzigern um einen im Monat, bei Männern in den Fünfzigern um 2 im Monat und bei Männern in den Sechzigern nochmals um 2 im Monat zurück. Auch die Anzahl der monatlichen Erektionen verringerte sich in den Vierzigern um 3, in den Fünfzigern um 6 und in den Sechzigern gar um 13. Diese Zahlen sollen keinesfalls einen Leistungsdruck aufbauen, sie erlauben Ihnen, liebe Leser, eine Einordnung der „eigenen Zahlen" in Beobachtungen in einer großen Gruppe amerikanischer Männer.

## Sexualität und Herzerkrankung

Viele Männer sind bis ins hohe Alter sexuell interessiert und engagiert. Nun steigt mit dem Alter auch das Risiko einer Herzerkrankung, zum Beispiel einer Herzkranzgefäßverengung, eines Herzinfarktes oder von Herzrhythmusstörungen. Da stellt sich die Frage, wie sich die erhebliche Anstrengung beim Sex auf eine bereits bekannte oder möglicherweise noch unentdeckte Herzerkrankung auswirkt. Wie anstrengend ist also Sex?

Beim Sex entsteht bekanntermaßen eine körperliche Belastung, die das Herz und der Kreislauf eines gesunden Mannes problemlos tolerieren können. Der systolische (obere) Blutdruckwert steigt um bis zu 80 mmHg in der Plateauphase, während sich der diastolische (untere) Blutdruckwert um bis zu 50 mmHg erhöht. Bei einem Orgasmus verdoppelt sich die Herzfrequenz von 60–80 Schlägen pro Minute in Ruhe auf Werte zwischen 140 und 180 Schlägen pro Minute. Wie eine Untersuchung aus den achtziger Jahren zeigte, scheint der Herzfrequenzanstieg dabei auch von der gewählten Stellung abhängig zu sein. Liegt die Partnerin bzw. der Partner beispielsweise oben, ist die maximal erreichte Herzfrequenz geringer als in der Mann-oben-Stellung. Diese Beobachtung hat jeder von uns bereits gemacht.

Die Belastungen von Herz und Kreislauf beim Sex bergen nun für Männer mit Herzerkrankungen gewisse Gefahrenmomente. Oftmals ist der Sex eine ungewohnte körperliche Belastung für diese Männer, die dann möglicherweise recht schnell an ihre Belastungsgrenze stoßen. Wie gefährlich ist also Sex?

Für Männer mit Herzkranzgefäßverengung und belastungsabhängigem Engegefühl in der Brust (Angina pectoris) bestehen beim Sex wie auch bei anderen körperlichen Belastungen gewisse Gefahren. Einer von fünf Koronarpatienten bemerkt beim Geschlechtsverkehr ein Engegefühl in der Brust, fanden Wissenschaftler schon 1970 heraus. Gelegentlich kommt es während des Koitus zu einem Herzinfarkt, einer lebensgefährlichen Herzrhythmusstörung oder zum akuten Herzversagen. Diese Komplikationen können selten auch zum Tode beim oder kurz nach dem Verkehr führen.

In Untersuchungen zu Todesfällen während des Geschlechtsverkehrs stellte sich heraus, dass sich die meisten dieser Todesfälle außerhalb einer Partnerschaft zumeist beim Sex mit einer Prostituierten oder Geliebten ereigneten. Hierzu gibt es einen interessanten Bericht aus dem Jahre 1981. Bei einem Mann stieg die Herzfrequenz beim Sex mit seiner Geliebten am Nachmittag von 96 auf 150 Schläge pro Minute. Am gleichen Abend hatte er Sex mit seiner Ehefrau; hier stieg die Herzfrequenz von 72 auf 92 Schläge pro Minute. Interessant ist, dass der Maximalwert bei der Ehefrau nicht einmal den Ausgangswert bei der Geliebten erreichte – ein Hinweis auf den Grad der Erregung? Sicherlich darf man diesen Einzelfallbericht nicht überbewerten. Ein deutlich erhöhtes Risiko besteht außer beim Sex mit einer ungewohnten Partnerin noch bei reichlichem Alkoholgenuss und nach einer exzessiven Mahlzeit.

Das soll aber auf keinen Fall von sexuellen Aktivitäten abschrecken, denn unterm Strich ist das Risiko zum Beispiel eines Herzinfarktes während des Geschlechtsverkehrs sehr gering. Bei Männern mit einer Koronarerkrankung haben diejenigen das geringste Risiko, die sich auch sonst bewegen und körperlich gut belastbar sind. Nach einer Empfehlung der American Heart Association ist regelmäßige körperliche Betätigung bestens geeignet, die Lebensqualität zu steigern und das Herz zu schützen. Dass diese körperliche Betätigung nicht auch Sex sein kann, hat schließlich niemand gesagt.

Unabhängig von Ihrem Sexualleben: Bemerkten Sie einmal ein Engegefühl in der Brust, einen unregelmäßigen Herzschlag oder Atemnot bei Belastung, zum Beispiel beim Treppensteigen? Dann ist es in jedem Falle ratsam, einen Arzt aufzusuchen und die Sache untersuchen und behandeln zu lassen. Nur so erhalten Sie Ihre Gesundheit und haben auch weiterhin Freude an unbeschwertem Sex.

## Sexuelle Störungen beim älteren Mann

Mit zunehmendem Alter treten aber auch echte Störungen der Sexualfunktion auf. Dies ist im Grunde nicht weiter verwunderlich, da das Risiko der meisten Erkrankungen oder Funktionsstörungen im Alter zunimmt. Im Mittelpunkt stehen die Störungen der Erektionsfähigkeit.

Mangelnde Gliedsteife ist ein häufiges Problem im Alter, nach der Massachusetts Male Aging Studie leiden 34,8 % der Männer zwischen 40 und 70 Jahren unter Problemen mit der Gliedversteifung. Ursachen für eine solche Erektionsstörung sind hauptsächlich die in höherem Lebensalter auftretenden Probleme wie Herzerkrankungen, Bluthochdruck, eine Zuckererkrankung oder depressive Verstimmung. Operationen im Becken oder an der Wirbelsäule können Schädigungen der Nerven oder der Blutversorgung des Penis zur Folge haben. Bestimmte Medikamente wie Psychopharmaka, Hormonpräparate oder blutdrucksenkende Substanzen können die Erektionsfähigkeit beeinträchtigen. Hinzu kommen Zigarettenrauchen, Übergewicht und Erkrankungen der Prostata als mögliche Risiken für die Entwicklung einer Erektionsstörung.

Neben diesen körperlichen Faktoren spielen auch emotionale Faktoren eine nicht unerhebliche Rolle. Hier sind an erster Stelle unrealistische Vorstellungen über die sexuelle Leistungsfähigkeit im Alter zu nennen, oder auch einfach Unkenntnis der normalen Veränderung des sexuellen Leistungsvermögens mit zunehmendem Alter. Die unrealistischen Vorstellungen können leicht durch ein aufklärendes Gespräch mit Ihrem Arzt aus der Welt geschafft werden – eine einfache Methode, Ängste, Hemmungen und Konflikte zu verarbeiten. In emotionaler Hinsicht ist auch eine funktionierende Partnerschaft mit gegenseitigem Vertrauen, Toleranz und Offenheit bezüglich der eigenen Wünsche und Vorstellungen sehr wichtig. Gleiches gilt für den Umgang mit einer eventuellen Störung der Erektion und deren Behandlung. In der Praxis eines Urologen kommen nicht selten beide Partner zu einem Beratungstermin wegen einer Erektionsschwäche des Mannes, und nicht selten hat die Frau die Initiative ergriffen.

Beide Partner sollten sich einig sein, wenn es um die Frage geht, ob und in welchen Form eine Therapie eingeleitet wird, denn die Einstellung zur Therapie hat maßgeblichen Einfluss, ob sie ein für beide Partner erfülltes Sexualleben wiederherstellen kann. Die Behandlungsmöglichkeiten einer Erektionsschwäche haben wir bereits im ersten Kapitel ausführlich besprochen (siehe S. 35). An erster Stelle stehen die Wirkstoffe der Phosphodiesterase-Hemmstoffe, Sie erinnern sich sicher an die derzeit auf dem Markt befindlichen Präparate Viagra®, Levitra® und Cialis®. Wirkung und Nebenwirkungen haben wir ausführlich behandelt, auf eine wichtige Frage möchte ich dennoch noch einmal eingehen, die Verträglichkeit der Präparate bei älteren Männern mit Vorerkrankungen des Herzens.

Nach Einführung von Viagra® wurden Todesfälle nach der Einnahme berichtet, die häufig auf einen Herzinfarkt während des Geschlechtsverkehrs zurückzuführen waren. Zumeist waren davon ältere Männer mit einem bereits vorgeschädigten Herzen betroffen, bei denen die ungewohnte Steigerung der körperlichen Belastung beim Sex fatale Folgen hatte. Zum anderen kam es durch die Kombination von Viagra® mit anderen Medikamenten zu Todesfällen durch einen drastischen Blutdruckabfall. Bei diesen Präparaten handelt es sich um die sogenannten Nitrate oder Stickstoffmonoxid-Donatoren, welche bei einer Herzerkrankung, zum Beispiel einer Angina pectoris, verschrieben werden. Sildenafil potenziert deren blutdrucksenkende Wirkung und darf aus diesem Grund unter keinen Umständen zusammen mit Nitratpräparaten eingenommen werden, egal ob diese als Tablette, Spray oder Hautpflaster verwendet werden. Eine aktuelle Untersuchung wies nach, dass die Todesfallrate unter den Männern, die Sildenafil einnehmen, im Vergleich zu einer gleich alten Gruppe ohne Sildenafil-Einnahme nicht erhöht ist.

Generell möchte ich Sie an dieser Stelle noch einmal darauf hinweisen, dass Sie Medikamente wie Viagra® nur nach Rücksprache mit Ihrem Arzt verwenden sollten, er wird Sie beraten, Sie auf mögliche Herzerkrankungen untersuchen und Ihnen die geeignete Dosis empfehlen. Informieren Sie bitte Ihren Arzt über alle Medikamente, die Sie regelmäßig einnehmen, er wird Sie auf mögliche Verträglichkeitsprobleme aufmerksam machen.

Während der Abklärung einer Erektionsstörung fällt nicht selten eine mitunter schwerwiegende Erkrankung des Herzens auf, für die das Erektionsproblem nur ein Warn- und Frühsignal war. Gar nicht so selten wird ein Diabetes mellitus bei einem bis dahin gesunden Mann um die 50 festgestellt, der wegen einer Erektionsstörung den Arzt aufsucht. Für den Urologen gilt es also herauszufinden, bei welchen seiner Patienten eine solche Risikokonstellation besteht, und diese dann durch einen Internisten abklären zu lassen. Ist diese Kontrolle erfolgt, steht einer Verschreibung von Viagra®, Levitra® oder Cialis® nichts weiter im Wege.

Neben den Medikamenten zum Einnehmen stehen zur Behandlung einer Erektionsschwäche die Injektion von gefäßerweiternden Substanzen wie das Alprostadil (Caverject®) zur Verfügung (siehe S. 43), ebenso wie die Vakuumpumpe (siehe S. 47) und die Penisprothese (siehe S. 45). Alle diese Behandlungsmethoden sind jedoch in den letzten Jahren in den Hintergrund getreten und bleiben Männern mit Unverträglichkeit oder fehlender Wirkung der medikamentösen Behandlung vorbehalten. Ist dies bei Ihnen der Fall, so lassen Sie sich am besten mit Ihrer Partnerin bei Ihrem Urologen über die für Sie in Frage kommenden Optionen beraten.

Probleme mit dem Samenerguss und dem Orgasmusgefühl treten scheinbar seltener auf, meist führt eine begleitende Erektionsstörung den Patienten zum Arzt. Störungen von Orgasmus und/oder Samenerguss sind meist Folgen einer Operation im Bauch- und Beckenbereich oder eines Diabetes mellitus. Eine Entzündung der Prostata kann unter Umständen einen schmerzhaften Samenerguss und damit verbunden eine Sexualfunktionsstörung verursachen. Hier hilft meist eine antibiotische und entzündungshemmende Behandlung.

Nach der Operation der gutartigen Prostatavergrößerung ist praktisch in allen Fällen der Samenerguss nicht mehr vorhanden; durch ein Fehlen des inneren Verschlussmechanismus kommt es zur einem retrograden Samenausstoß in die Blase. Auch Medikamente, zum Beispiel Alpha-Blocker zur Therapie der gutartigen Prostatavergrößerung, bewirken manchmal einen Ausstoß von Samenflüssigkeit nach hinten in die Blase statt nach vorn. Generell können Blasenbeschwerden, wie sie zum Beispiel bei einer gutartigen Prostatavergrößerung auftreten, auch zu einer Beeinträchtigung der Sexualität führen. Wenn man beispielsweise sechs- oder gar achtmal pro Nacht aus dem Bett und auf die Toilette muss, dann kann dies die ohnehin störanfällige Sexualität noch zusätzlich negativ beeinflussen.

Wichtig ist in diesem Zusammenhang zu wissen, dass sich die Sexualität nach einer erfolgreichen Behandlung der Prostataprobleme, zum Beispiel durch eine Operation, wieder verbessert. In letzter Zeit gibt es nun Hinweise, dass die Medikamente Viagra®, Levitra® und Cialis® nicht nur die Erektionsfähigkeit verbessern, sondern sich auch positiv auf Prostataprobleme auswirken können; es bleibt abzuwarten, ob sich diese ersten Beobachtungen in weiteren Studien bestätigen.

## Fruchtbarkeit im höheren Lebensalter

Lange Ausbildungs- und Sozialisationszeiten in unserer Gesellschaft, aber auch der Wunsch nach persönlicher und beruflicher Selbstverwirklichung führen dazu, dass viele Paare erst weit jenseits der Dreißiger an die Erfüllung ihres Kinderwunsches denken. Während bei Frauen die reproduktive Phase auf die erste Lebenshälfte beschränkt bleibt, können Männer prinzipiell bis ins hohe Lebensalter Vater werden. Im Jahre 1935 wurde im *Journal of the American Medical Association* von einem Vater berichtet, der zum Zeitpunkt der Geburt seines Kindes 94 Jahre alt war – die bisher späteste in der medizinischen Literatur berichtete Vaterschaft.

Allerdings nimmt die Fruchtbarkeit mit den Jahren ab. Sie ist aber immer noch ausreichend, um auch jenseits der 50 noch problemlos Kinder zu zeugen. Der schleichend verlaufende Prozess der nachlassenden Fruchtbarkeit beginnt schon im dritten Lebensjahrzehnt.

Ein guter Indikator für die männliche Fruchtbarkeit ist das Hodenvolumen, das bleibt nämlich bis etwa zum 70. Lebensjahr konstant und nimmt erst danach langsam ab. Das Volumen der Samenflüssigkeit beispielsweise wird mit den Jahren weniger; vergleicht man 30-Jährige mit 50-Jährigen, kann die Abnahme bis zu 30 % betragen. Ebenso nimmt auch die Beweglichkeit der Samenzellen ab, während ihre Konzentration in der Samenflüssigkeit in höherem Alter relativ konstant bleibt.

Die fruchtbarsten Jahre des Mannes sind die zwischen 16 und 24, danach beginnt der langsame Prozess der nachlassenden Fruchtbarkeit. Somit hat auch das Alter des Mannes einen Einfluss auf die Fruchtbarkeit eines Paares. Die Wahrscheinlichkeit für ein Paar, innerhalb eines bestimmten Zeitraumes ein Kind zu zeugen und zu bekommen, sinkt ab dem 24. Lebensjahr des Mannes um jährlich etwa 3 %. Für eine Frau mit einem 5 Jahre älteren Partner ist die Wahrscheinlichkeit, schwanger zu werden, entsprechend kleiner als zum Beispiel mit einem gleichaltrigen oder jüngeren Partner. Werden Männer über 40 Vater, so besteht ein leicht erhöhtes Risiko, dass sie bestimmte Erbkrankheiten weitergeben. Aus diesem Grund empfehlen reproduktionsmedizinische Gesellschaften, das Alter von Samenspendern auf 40 Jahre zu begrenzen. Für Ihre ganz persönliche Familienplanung, liebe Leser, sollten Sie im Hinterkopf behalten, dass die Fruchtbarkeit jenseits des 40. Lebensjahres langsam nachlässt und das Risiko für die Weitergabe einer Erbkrankheit, wenn auch gering, aber dennoch ansteigt.

# Resümee

Liebe Leser, ich hoffe sehr, dieses Buch trägt den Titel „Gesundheitsbuch für den Mann“ zu Recht, und Sie haben unseren kleinen Spaziergang durch den Körper des Mannes genossen und unterhaltsam hinzugelernt. Das Buch eröffnet eine Fülle nützlicher Informationen zum Thema Männer und Männergesundheit. Es kann und soll aber auf keinen Fall ein vertrauensvolles Gespräch mit Ihrem Arzt ersetzen. Bitte suchen Sie einen Urologen auf, wenn Sie eine detaillierte Beratung wünschen oder bereits Beschwerden haben. Als Informationsquelle, Denkanstoß und Diskussionsgrundlage gedacht, soll Sie das Buch ermuntern, etwas für Ihre Gesundheit zu tun. Ich möchte Ihnen zum Ende ans Herz legen, auch für Ihren eigenen Körper die Verantwortung zu übernehmen, so wie Sie es ganz selbstverständlich für Ihre Familie und im Job tun. Leider nur ein Bruchteil der Männer tut es: Sie lassen regelmäßig eine Vorsorgeuntersuchung machen. Bitte nutzen Sie diese Chance und empfehlen Sie dies auch Ihren Freunden.

Ihr Dr. André Reitz

# Glossar

**Androgene:** männliche Geschlechtshormone, die die Ausbildung der männlichen Geschlechtsmerkmale hervorrufen. Wichtigstes Androgen ist das Testosteron.
**Adrenalin:** in der Nebennieren produziertes Stresshormon
**Alfuzosin:** Wirkstoff zur Behandlung der gutartigen Prostatavergrößerung, Alpha-Blocker
**Alprostadil:** Wirkstoff zur Schwellkörperinjektion in der Behandlung der Erektionsstörung
**Alpha-Blocker:** Wirkstoffklasse zur Behandlung der gutartigen Prostatavergrößerung, z. B. Alfuzosin oder Tamsulosin
**alpha-Fetoprotein:** im Blut bestimmter Tumormarker bei manchen Hodentumoren
**5-alpha-Reduktase:** Enzym in der Synthese von männlichen Geschlechtshormonen, spaltet Testosteron
**5-alpha-Reduktase-Hemmstoffe:** Wirkstoffklasse in der Behandlung der gutartigen Prostatavergrößerung, z. B. Finasterid und Duasterid
**Anabolika:** Substanzen, die Wachstumsprozesse im Körper beschleunigen; führen u. a. zum Muskelaufbau und werden zum Doping missbraucht.
**Angina pectoris:** Engegefühl in der Brust, mögliches Symptom einer Herzkranzgefäßverengung
**Antiandrogene:** hemmen die Wirkung der natürlichen Androgene
**Apomorphin:** morphinähnliche Substanz ohne schmerzlindernde Wirkung; Anwendung als Brechmittel bei akuten Vergiftungen und (in geringerer Dosierung) zur Behandlung einer Erektionsstörung
**Arterie:** Schlagader; pulsierendes Blutgefäß, das sauerstoffreiches Blut vom Herzen zu den Organen transportiert
**autonomes Nervensystem:** Synonym für vegetatives Nervensystem, besteht aus zwei Teilen: Sympathikus und Parasympathikus

**Balanitis:** Entzündung zwischen Eichel und Vorhaut, tritt besonders bei einer Vorhautverengung auf.
**Beckenbodenmuskeln:** muskulärer Verschluss des Beckenausgangs mit Durchtrittsöffnungen für Mastdarm und Harnröhre
**benigne:** gutartig
**Beschneidung:** Synonym für Zirkumzision; operative Entfernung der Vorhaut bei Verengung, Entzündung oder aus rituellen Gründen
**Biopsie:** Entnahme einer Probe aus einem Organ zur mikroskopischen Untersuchung
**Brachytherapie:** innere Bestrahlung eines Prostatakarzinoms durch eingepflanzte, radioaktiv angereicherte Metallstifte
**Bulbocavernosus-Muskel:** Schwellkörpermuskel der männlichen Harnröhre, bewirkt eine Kompression der hinteren Harnröhre und das Austreiben der Samenflüssigkeit.
**Bulbocavernosus-Reflex:** durch eine Stimulation der Eichel (Glans penis) ausgelöste Reflexkontraktion des Bulbocavernosus-Muskels und anderer Beckenmuskeln
**cGMP:** Abkürzung für zyklisches Guanosinmonophosphat; Überträgerstoff in bestimmten Zellen
**Chemotherapie:** Wachstumshemmung von Tumorzellen im Körper durch die Gabe von chemischen Substanzen, meist als zytostatische Chemotherapie durch die Verwendung von Medikamenten, die die Teilung der Tumorzellen hemmen
**Computertomographie:** Röntgenverfahren, bei dem der Körper schichtweise durchstrahlt wird und ein Computer Bilder von Längs- und Querschnitten des Körpers errechnet und darstellt
**Condylomata acuminata:** durch Papillomaviren verursachte Warzen
**Corpora cavernosa:** Hauptschwellkörper des Penis an der Penisoberseite
**Corpus spongiosum:** Schwellkörper um die Harnröhre an der Penisunterseite
**Dauererektion:** Synonym: Priaprismus; nicht sexuell bedingte, mehrere Stunden anhaltende Gliedversteifung aufgrund vermehrten Blutzuflusses oder verminderten Blutabflusses aus dem Penis – Notfallsituation
**Dehydroepiandrosteron (DHEA):** Androgen, das in der Nebennierenrinde synthetisiert wird
**Detumeszenz:** nachlassende Erektion, in der Regel nach Orgasmus und Samenerguss

**Diabetes mellitus:** Zuckerkrankheit
**diastolischer Blutdruck:** Blutdruck in der Phase der Erschlaffung des Herzen zwischen zwei Kontraktionen
**Dihydrotestosteron (DHT):** männliches Geschlechtshormon, entsteht aus Testosteron unter Einwirkung der 5-alpha-Reduktase
**Diuretika:** Medikamente, die die Salz- und Wasserausscheidung aus dem Körper steigern
**Doxazosin:** Wirkstoff zur Behandlung der gutartigen Prostatavergrößerung, Alpha-Blocker
**Duplexsonographie:** Ultraschalluntersuchung der Blutgefäße mit Beurteilung des Blutflusses
**Ejakulat:** Samenflüssigkeit
**Ejakulation:** Samenerguss
**erektile Dysfunktion:** Erektionsschwäche; Unfähigkeit, eine ausreichende Versteifung des Penis zu erreichen oder zu halten
**Erektion:** Gliedversteifung
**Erektionsnerven:** Nervi erigentes, ihre Aktivierung führt zu einer Gliedversteifung
**Erektionszentrum:** Gruppe von Nervenzellen in Gehirn und Rückenmark, deren Erregung zu einer Erektion führt
**Finasterid:** Wirkstoff zur Behandlung der gutartigen Prostatavergrößerung; siehe 5-alpha-Reduktase-Hemmstoffe
**Fruktose:** Fruchtzucker, ist u. a. Energielieferant für Spermien
**Grading:** Beurteilung der Bösartigkeit von Tumorzellen durch einen Vergleich mit Zellen des Gewebes, aus dem der Tumor hervorging
**Gleason Score:** nach dem Amerikaner Donald Gleason benannte Einteilung der Bösartigkeit eines Prostatakarzinoms
**Gonorrhoe:** sexuell übertragbare Infektionskrankheit, durch Gonokokken *(Neisseria gonorrhoe)* hervorgerufen
**Gyrus cinguli:** Teil des Gehirns und dort des limbischen Systems, siehe dort
**Harnröhrenabstrich:** Methode zur Gewinnung von Untersuchungsmaterial aus der Harnröhre, besonders zum Erregernachweis bei sexuell übertragbaren Erkrankungen
**Harnröhrenschwellkörper:** siehe Corpus spongiosum
**Hauptschwellkörper:** siehe Corpora cavernosa
**Hippocampus:** Teil des Gehirns, u. a. Sitz des Riechzentrums und wichtiger Teil des die Sexualität steuernden limbischen Systems

**Hirnanhangdrüse:** siehe Hypophyse
**Hodenhochstand:** siehe Maldescensus testis
**Hodentorsion:** Verdrehung des Hodens mit der Gefahr der Strangulation der zu- und abführenden Blutgefäße. Notfallsituation!
**Hodentumor:** gutartige oder (meistens) bösartige Geschwulst des Hodens
**Hodenvene:** führt das Blut aus dem Hoden zurück in die zum Herzen führenden Venen.
**Hodenverdrehung:** siehe Hodentorsion
**Hormone:** Botenstoffe im Körper zur Übertragung von Signalen, werden in speziellen Zellen produziert und gelangen über das Blut oder die Lymphe an ihren Wirkort
**Hormonblockadetherapie:** Ausschaltung von körpereigenen Hormonen, die das Wachstum eines hormonabhängigen Tumors fördern (z. B. beim Prostatakarzinom)
**Hypophyse:** Hirnanhangdrüse, produziert u. a. Hormone für die Regulation der Sexualhormone und der Fortpflanzung
**Hypothalamus:** Teil des Zwischenhirns zur Regelung und Steuerung vegetativer Funktionen wie Nahrungsaufnahme, Körpertemperatur, Kreislauf, Sexualität und Schlaf
**in vitro:** Synonym für ein Experiment/eine Behandlung im Reagenzglas oder außerhalb des lebenden Organismus
**in vivo:** Synonym für ein Experiment/eine Behandlung in einem lebenden Organismus
**Induratio penis plastica:** Penisverkrümmung durch Verhärtung und Verkalkung der Schwellkörperhüllen
**Inkontinenz:** hier Urininkontinenz = unfreiwilliger Harnverlust
**Intrazytoplasmatische Spermieninjektion (ICSI):** Zusatzmaßnahme zur In-vitro-Fertilisation. Befruchtung einer Eizelle mit einem Spermium mit Hilfe einer dünnen Injektionspipette unter dem Mikroskop
**IPSS:** Abkürzung für Internationaler Prostata-Symptom-Score; Fragebogen zur Ausprägung der Beschwerden bei gutartiger Prostatavergrößerung
**Ischiocavernosus-Muskel:** Muskelbündel um die Wurzel des Corpus cavernosum; bewirkt eine Kompression der Penisvene und hemmt den venösen Blutabfluss aus dem Gliedschwellkörper zur Initiierung und Aufrechterhaltung einer Erektion
**Karzinom:** bösartiger Tumor
**Kastration:** Entfernung oder Funktionsausschaltung der Hoden als Pro-

duktionsstätte des Testosterons durch operative Entfernung oder medikamentöse Blockade

**Keimzellen:** Oberbegriff für Zellen, die der Fortpflanzung und Weitergabe der Erbinformation dienen

**Keimzelltumor:** Sammelbegriff für Tumoren, die von den Keimzellen des Eierstocks (Ovarialtumoren) bzw. des Hodens (Hodentumoren) ausgehen

**Kernspintomographie/Magnetresonanz-Tomographie (MRT):** bildgebendes Verfahren, das sich der elektromagnetischen Schwingung von Gewebsbestandteilen in einem starken Magneten bedient, um Schnittbilder des Körpers zu errechnen und darzustellen

**Koitus:** heterosexueller Geschlechtsverkehr (mit Einführen des Penis in die Vagina)

**Kontinenz:** Fähigkeit, Urin oder Stuhl zurückzuhalten; bedingt einen intakten Verschlussapparat

**Kremastermuskel:** von Bauchmuskeln abzweigendes Muskelfaserbündel, dass ein Hochziehen des Hodens auslöst

**Kremasterreflex:** durch Reizung der Haut an der Innenseite des Oberschenkels ausgelöste Kontraktion des Kremastermuskels, das ein Hochziehen/Zucken des Hodens bewirkt

**Kryokonservierung:** die Konservierung von Spermien durch Einfrieren in flüssigem Stickstoff bei −196 °C; dient der Aufbewahrung für die spätere künstliche Insemination

**Laparoskopie:** Spiegelung des Bauchraumes und seiner Organe in „Schlüssellochtechnik“

**Leistenkanal:** Durchtrittsort u. a. des Samenstrangs durch die vordere Bauchwand; „Schwachstelle“ der Bauchwand und Ort für Leistenbrüche

**Leydig-Zellen:** im bindegewebigen Zwischengewebe des Hodens gelegenen Hodenzwischenzellen, die die männlichen Keimdrüsenhormone Testosteron und Androstendion bilden

**limbisches System:** System von Nervenzellen zwischen Hirnstamm und Hirnrinde, das u. a. Affekte, Triebe und Emotionen steuert und diese mit den vegetativen Körperfunktionen verknüpft

**Luteinisierendes Hormon:** Hormon der Hirnanhangdrüse, dass die Hodenzwischenzellen stimuliert und die Androgenbiosynthese des Hodens reguliert

**Libido:** sexuelle Begierde, Lust

**Lycopin:** roter Farbstoff vor allem in Tomaten vorkommend
**Lymphknoten:** für die Aufnahme und Filterung der Lymphe einer Körperregion zuständig und wichtiger Bestandteil des Immunsystems
**Magnetresonanz-Tomographie (MRT):** siehe Kernspintomographie
**Maldescensus testis:** Ausbleiben der regelrechten Wanderung des Hodens aus dem hinteren Bauchraum in den Hodensack
**maligne:** bösartig
**Masturbation:** Selbstbefriedigung
**Nebenhoden:** dem Hoden aufliegendes, längliches Organ, das der Speicherung von Spermien dient und in den Samenleiter übergeht
**Nervi erigentes:** Erektionsnerven vom Rückenmark zum Penis
**Neurotransmitter:** chemischer Botenstoff, „Vermittler-" oder „Überträger"stoff des Nervensystems
**Noradrenalin:** Neurotransmitter und Hormon, das für die Aufrechterhaltung des Gefäßtonus verantwortlich ist; führt zum Anstieg des Blutdrucks und der Nierendurchblutung
**Orgasmus:** Höhepunkt der sexuellen Erregung mit intensiver Lustempfindung
**Osteoporose:** Knochenerkrankung mit vermehrtem Abbau der Knochensubstanz und erhöhtem Risiko von Knochenbrüchen
**Östrogene:** weibliche Geschlechtshormone
**Papillomaviren:** Virusform der Gattung Papillomavirus; sexuell übertragbare Infektion, die u. a. zu Condylomata acuminata führen kann
**Paraphimose:** „Spanischer Kragen" Abschnürung der Eichel des Penis durch eine zurückgestreifte, zu enge und dadurch strangulierende Vorhaut.
**parasympathisches Nervensystem:** Teil des vegetativen Nervensystems, dessen Erregung u. a. die Verdauung, Ausscheidung und Sexualfunktionen maßgeblich steuert; Synonym: Parasympathikus
**Penisfraktur:** Zerreißung des Corpus cavernosum bei erigiertem Penis; es kommt zu einem ausgedehntes Bluterguss und einem sofortigen Verschwinden der Erektion; meist ist eine sofortige operative Versorgung erforderlich. Notfallsituation!
**Penisprothese:** Silikonimplantat als Erektionshilfe bei nicht funktionsfähigen Schwellkörpern des Penis, das durch Einpumpen von Flüssigkeit (hydraulische Prothese) oder durch einen biegsamen Polymerstab aufgerichtet werden kann (semirigide Prothese)
**Penisverkrümmung:** siehe Induratio penis plastica

**PET:** Abkürzung für Positronen-Emissions-Tomographie; Schnittbilderstellung von Organen und Geweben, wobei markierte Radiopharmaka und Körperbausteine (Fett, Aminosäuren, Zucker) verwendet werden
**Peyronie'sche Erkrankung:** siehe Induratio penis plastica
**Phosphodiesterase-Typ-5-Hemmstoffe:** Wirkstoffklasse zur Behandlung der Erektionsstörung, z. B. Sildenafil, Tadalafil, Vardenafil
**Phytotherapeutika:** Arzneimittel, die ausschließlich oder überwiegend aus Pflanzen, Pflanzenteilen oder Pflanzeninhaltsstoffen bestehen
**Placebo:** wirkstofffreies, äußerlich nicht vom Original unterscheidbares „Scheinmedikament" für die Testung von Medikamenten
**Prävention:** Vorkehrungen zur Verhinderung von Krankheiten, Unfällen, auch ärztliche Untersuchungen und Maßnahmen, die der Überwachung und Erhaltung der Gesundheit dienen
**Priapismus:** siehe Dauererektion
**Prolaktin:** in der Hirnanhangdrüse gebildetes Hormon, das direkt auf die weibliche Brustdrüse wirkt und die Milchproduktion anregt
**Prostaglandin $E_1$:** körpereigene Substanz zur lokalen Regulation der Durchblutung, zur Steuerung einzelner Drüsen sowie bei Schwangerschaft und Geburt, als Medikament (Alprostadil) in der Behandlung der Erektionsstörung
**Prostatakarzinom:** bösartige Geschwulst der Prostata
**Prostatasekret:** dünnflüssiges, milchiges, leicht saures Sekret, das dem Ejakulat beigemischt wird und bewegungsauslösend auf Spermien wirkt
**Prostatitis:** Entzündung der Prostata
**PSA:** Abkürzung für prostataspezifisches Antigen; wird von den Prostatadrüsen ausgeschieden und verflüssigt das Ejakulat; Screening-Parameter zur Früherkennung und Verlaufskontrolle von Prostatakarzinomen
**Refraktärzeit:** Periode nach dem Orgasmus, in der keine erneute Erektion möglich ist
**REM-Schlaf:** Kurzbezeichnung für Rapid-Eye-Movement-Schlaf oder Traumschlaf
**retrograder Samenausstoß:** rückwärtiger Samenerguss in die Blase nach einer Prostataoperation oder bei Einnahme bestimmter Medikamente, z. B. Alpha-Blocker
**Rigidität:** Versteifung des Penis bei einer Erektion
**Sakralmark:** unterer Anteil des Rückenmarks
**Samenbläschen:** beim Mann hinter der Prostata gelegene Drüsen, die ein

alkalisches, fruktosereiches Sekret produzieren
**Samenerguss:** siehe Ejakulation
**Samenflüssigkeit:** siehe Ejakulat
**Samenleiter:** Fortsetzung des Nebenhodengangs zum Transport der Spermien aus dem Hoden in die Harnröhre, 50–60 cm lang und 2–3 mm im Durchmesser; mündet innerhalb der Prostata in die Harnröhre.
**Samenstrang:** enthält Hodenhüllen, Samenleiter, Blutgefäße und Nerven, die zum Hodensack ziehen oder von dorther kommen.
**Schambein:** Bestandteil und vordere Begrenzung des knöchernen Beckens
**Schwellkörper:** siehe Corpora cavernosa penis und Corpus spongiosum
**Schwellkörper-Autoinjektionstherapie (SKAT):** Einspritzung von gefäßerweiternden Medikamenten in den Penisschwellkörper zur Auslösung einer Erektion
**Serotonin:** Botenstoff im Gehirn
**Serotonin-Wiederaufnahme-Hemmstoffe:** Wirkstoffklasse von Antidepressiva, auch zur Behandlung des vorzeitigen Samenergusses
**Sertoli-Zellen:** Zellen im Hodengewebe, stützen und ernähren die Spermien
**Sertralin:** Antidepressivum, aber auch in der Behandlung des vorzeitigen Samenergusses, selektiver Serotonin-Wiederaufnahme-Hemmstoff
**Sildenafil:** Wirkstoff zur Behandlung der Erektionsstörung, Phosphodiesterase-Hemmstoff (Viagra®)
**Skelettszintigraphie:** Darstellung sämtlicher Knochen mit Hilfe einer radioaktiv markierten Substanz und einer speziellen Ganzkörperkamera, besonders geeignet für die Aufdeckung von Knochenmetastasen
**Smegma:** weißgelbliche, talgige Masse aus Talgdrüsensekret zwischen Vorhaut und Eichel
**Spermium/Spermien:** männliche Samenzelle/n
**Spirochäten:** Erregergruppe, unter anderem *Treponema pallidum*, Erreger der Syphilis
**Stanzbiopsie:** Bezeichnung für einen operativen Eingriff mit einem Stanzgerät zur Probeentnahme aus einem Organ, dient der Materialgewinnung zur histologischen Diagnostik
**Sterilisierung:** Unfruchtbarmachung
**Stickstoffmonoxid:** Symbol NO; farbloses, hoch reaktives Gas, das an vielen Körperprozessen beteiligt ist
**Suspensorium:** medizinisches Hilfsmittel, Tragbeutel z. B. für Hoden

**Symptom:** Krankheitszeichen

**sympathisches Nervensystem:** Teil des vegetativen Nervensystems, dessen Erregung u. a. zu Blutdruckanstieg, Beschleunigung von Herzschlag und Atmung und Schwitzen führt; Synonym: Sympathikus

**Syphilis:** sexuell übertragbare Krankheit, Erreger *Treponema pallidum*; Synonym: Lues

**systolischer Blutdruck:** Blutdruck während der Kontraktion des Herzmuskels

**Tadalafil:** Wirkstoff zur Behandlung der Erektionsstörung, Phosphodiesterase-Hemmstoff (Cialis®)

**Tamsulosin:** Wirkstoff zur Behandlung der gutartigen Prostatavergrößerung, selektiver Alpha-1-Rezeptorenblocker

**Terazosin:** Wirkstoff zur Behandlung der gutartigen Prostatavergrößerung, selektiver Alpha-1-Rezeptorenblocker

**Testosteron:** männliches Sexualhormon, wird hauptsächlich in den Hoden, in geringen Mengen auch in der Nebenniere produziert

**Tumeszenz:** Anschwellung des Penis bei einer Erektion

**Tumormarker:** Substanzen, deren Bestimmung eine Aussage über Vorliegen, Verlauf oder Prognose einer Tumorerkrankung ermöglicht

**Tunica albuginea:** derbe, weißliche, kaum dehnbare Hülle aus straffem Bindegewebe um das Hodengewebe und die Corpora cavernosa

**Ultraschalluntersuchung:** Diagnosemethode mit Hilfe von Ultraschallwellen, die im Körper an Gewebs- oder Organgrenzen zurückgeworfen, von einem Empfänger aufgenommen und von einem Computer in Bilder umgewandelt werden

**Uroflowmetrie:** Harnstrahlmessung, Untersuchungsverfahren zur orientierenden Beurteilung von Blasenentleerungsstörungen

**Urologie:** medizinisches Fachgebiet, das sich mit Erkrankungen der Nieren, der ableitenden Harnwege und des männlichen Genitales befasst

**Vardenafil:** Wirkstoff zur Behandlung der Erektionsstörung, Phosphodiesterase-Hemmstoff (Levitra®)

**Varikocele:** krampfaderartige Veränderungen der Hodenvene, meist links

**Vasektomie:** Bezeichnung für einen operativen Eingriff, bei dem eine Sterilisation des Mannes durch Entfernung eines 2–3 cm langen Stücks der Samenstränge erfolgt, zum Bespiel bei erfülltem Kinderwunsch

**Vasovasostomie:** Bezeichnung für einen operativen Eingriff, bei dem eine

Refertilisierung nach Vasektomie durch Zusammennähen beider Samenleiter-Stümpfe erfolgt

**Vene:** Blutader, zum Herzen zurückführendes Blutgefäß

**Wachstumsfaktoren:** körpereigene Substanzen, die das Zell- bzw. Körperwachstum stimulieren, z. B. das Wachstumshormon

**Zirkumzision:** auch Beschneidung, Bezeichnung für einen operativen Eingriff, bei dem die Vorhaut des Penis entfernt wird

# Register

Absiedlungen 104, 107, 144
Adrenalin 26
Afrikanische Knolle 128
Afrikanischer Zwetschgenbaum 128
Afterload-Therapie 150
Aids 62
Aktivität, sexuelle 27
Alfuzosin 126
Alkohol 30 f., 70
Alpha-Blocker 118, 126 f., 129, 175
  Nebenwirkungen 127
Alpha-Fetoprotein 106
Alprostadil 43, 49
Alterungsprozess 156 ff.
Ammonshorn s. Hippocampus
Anabolika 88
Anafranil® s. Clomipramin
Andriol® 164
Androderm® 164
Androgel® 164
Anti-Aging 157 f.
Antiandrogene 152
Antioxidantien 158
Apomorphin 41 f.
Aristoteles 17
Armstrong, Lance 103 f., 110 f.
Arteriosklerose 29

Beckenbodentraining 46 f.
Befriedigung, sexuelle 75, 78, 170
Befruchtung 83 f., 92 f.
  künstliche 91 f., 110
Behandlung
  Afterload-Therapie 150
  Brachytherapie 150
  Chemotherapie 108
  Erektionsstörung 35–48
  Hodenhochstand 66
  Hodenkrebs 105
  Hodenkrampfader 90
  Hormonblockade 151 f.
  Nachladeverfahren 150
  Penisbruch 53
  Penisverkrümmung 51
  Prostatakarzinom 145, 149 f.
  Prostatavergrößerung 126, 128
  (s. auch Prostataoperation)
  Samenerguss, vorzeitiger 77–80
  Strahlentherapie 149 f.
  Testosteronmangel 27 f., 162, 165 ff.
  Unfruchtbarkeit 88
Beschneidung s. Vorhautentfernung
Betablocker 30
Blasenentleerung 120 f., 125
  erschwerte 117, 119
  unvollständige 123, 126
Blutabfluss aus dem Penis 16, 21 ff., 29 f.
  vorzeitiger 47
Bluterguss 52
Blutgefäß-Verengung 26
Bluthochdruck 29 f.
Blutzufluss zum Hoden 67, 102
Blutzufluss zum Penis 15, 21, 28 f., 34, 37
Brachytherapie 150
Brennnesselwurzel 128
Briefmarkentest 18
Brown-Séquard 163
Bulbocavernosus-Muskel 16, 72
Bulbocavernosus-Reflex 16, 33 f.

Cannabis 30 f.
Caverject® s. Alprostadil
Chemotherapie 108
Chlamydieninfektion 60
Cialis® s. Tadalafil
Clomipramin 80
Computertomographie 107 f., 145
Condylomara acuminata 61
Corpora cavernosa s. Hauptschwellkörper
Corpus spongiosum s. Harnröhrenschwellkörper

Damm 29
Dauererektion 45, 48 f.
Dehydroepiandrosteron s. DHEA
Depression 30
Detumeszenz 22
DHEA 158
DHT 116, 127
Diabetes 26
Dihydrotestosteron s. DHT
Diuretika 30
Doxazosin 126
Duplexsonographie 34

Eichel 13 f., 16, 72
Eisprung 84
  Auslösung 92
Ejakulat s. Samenflüssigkeit
Ejakulation s. Samenerguss
Emission 72
EMLA® 79
Epilepsie 26
Erektion 16–23, 31, 37 f., 43–49, 170
  morgendliche 19, 33
  nächtliche 17 f., 27
  psychogene 19
  reflexartige 19, 21
Erektionsfähigkeit 27, 29 ff., 53, 148
  Beeinträchtigung 80, 130, 172
  Erhaltung 147, 149
  Verbesserung 46 f.
  Verlust 149
Erektionsnerven 17, 19, 21, 26 f., 36, 147–150
Erektionsphasen 18
Erektionsstörung 24–34, 50, 147, 150, 172
  Behandlung 35–48
  psychisch bedingte 25 f.
  Ursachen 26 f., 34
Erektionstest 50
Erektionszentrum 20 f., 25 f., 36, 41
Erlebnisfähigkeit, sexuelle 31
Erregung, sexuelle 19 f.

Fahrradsattel 28
Finasterid 127 f.
Fluotexin 80
fMRT 20
Fragenkatalog nach Weiske 33
Fruchtbarkeit 67, 82–90, 110
  nachlassende 175 f.
Funktionsstörung, sexuelle 35, 169, 172

Gehirn 20 f., 25 f., 72
Genitalhygiene 13
Geschlechtskrankheiten s. Krankheiten, sexuell übertragbare
Geschlechtsverkehr 38, 47 f., 50, 75, 169
  Häufigkeit 170
Gleason-Score 143
Gonorrhoe 58 f.
Gürtelwindung s. Gyrus cinguli
Gyrus cinguli 20

Harndrang 120 f.
Harnröhre 72
Harnröhrenschließmuskel 147 f.
Harnröhrenschwellkörper 15
Harnröhrenverengung 120, 129
Harnsperre 117, 123, 129
Harnstrahlmessung 125, 129
Hauptschwellkörper 15
Herzerkrankungen und Sex 170–173
Herzfrequenz 171
Hippocampus 20
Hippokrates 24
HIV-Infektion 62
Hoden 68 f.
  Entwicklung 65
  Größe 69
  Schrumpfung 87 f.
  Untersuchung 109 f.
Hodenarterie 67
Hodenentzündung 88
Hodenerwärmung 86 f.
Hodenhochstand 66 f.
Hodenkanälchen 70
Hodenkrampfader 89 ff.
  Behandlung 90
Hodenkrebs 103–111
  Behandlung 105
  Früherkennung 105, 110
Hodensack 66, 68
Hodentemperatur 86, 90
Hodentorsion 101 ff.
Hodentumor s. Hodenkrebs
Hodenvene 89
Hodenverdrehung s. Hodentorsion
Hodenwanderung 66 f., 85 f.
Hormonblockadetherapie 152 f.
Hormonmangel 159 f.
Hormontherapie 162
  Nebenwirkungen 165 ff.
Huggins, Charles B. 152
Hypothalamus 20, 41

ICSI-Behandlung 93
Impotenz 31
Induratio penis plastica s. Peyronie'sche Erkrankung
Inkontinenz 147
dauerhafte 150
In-vitro-Methode 91
In-vivo-Technik 91
IPSS s. Prostata-Symptom-Score
Ischiocavernosus-Muskel 22, 72

Kastration 94
Keimzelltumor 106
Kernspintomographie 145
Knochenszintigraphie 145
Knolle, Afrikanische 128
Koitusdauer 74–77
Krankheiten, sexuell übertragbare 57
Behandlung 57
Schutz 59 ff., 63
Krebsfrüherkennung 110, 138
Krebsvorsorge 109
Kremastermuskel 68
Kremasterreflex 69
Kryokonservierung 110
Kühlung der Hoden 67
Kürbissamen 128

Lebenserwartung 157
Lebensstil 162
Leistenkanal 66, 71
Leistungsfähigkeit, sexuelle 37, 172
Leonardo da Vinci 17
Leukämie 49
Levitra® s. Vardenafil
Leydig-Zellen 70
LHRH-Analoga 152
Libido 27, 30 f.
Lycopin 136 f.
Lymphknoten 144
Entfernung 147

Maldeszensus s. Hodenhochstand
Masturbation 15, 51
Metastasen s. Absiedlungen
Morgenlatte 19
Muskelkontraktionen 72 f.

Nachladeverfahren 150
Nadelablation 131
Nebenhoden 70, 72
Nebenhodenentzündung 101
Nervensystem, parasympathisches 17, 21
Nervensystem, sympathisches 17, 20
Nervensystem, vegetatives 17
Nervi erigentes s. Erektionsnerven
Neurotransmitter 21
Noradrenalin 26

Oralsex 16, 60
Oralverkehr 58
Orchidometer 59
Orgasmen, multiple 23 f., 73
Orgasmus 72 f., 81, 169 f.
Störung 174

Papillomaviren-Infektion 61
Paraphimose s. Spanischer Kragen
Parkinson-Erkrankung 26, 41
Penisarterie 28 f., 34
Penisbruch 51 f.
Penisdicke 12
Penisgröße 9 ff.
normale 10
und Sexualität 12
Penishaut 12 f., 21
Peniskrümmung 12
Penislänge 9–12
durchschnittliche 10 f.
erigiert 11, 46
normale 53
Penisnerven 16
Überempfindlichkeit 78
Penisprothesen 45 f.
hydraulische 45
semirigide 45
Silikonimplantate 45 f.
Penis-Schrumpfung 88
Penisverkrümmung 49–53
Penisverlängerung 53 f.
Penisverletzung 50
PET 20
Peyronie'sche Erkrankung 50
Phosphodiesterase-Typ-5-Hemmstoffe 35, 37, 39 f., 42
Phytotherapeutika 128 f.
Ping-Pong-Infektion 57
Priapismus s. Dauererektion
Prolaktin 24
Prostaglandin E1 34, 43
Prostata 72, 81, 114 f., 121, 127
Entfernung 132, 146 f.
Untersuchung 123, 125, 138–141, 163
Wachstum 122
Prostatabeschwerden, Behandlung 128
Prostata-Check 138
Prostataentzündung 116 ff.
Behandlung 118
chronische 117 f.

Ursache 117
Prostatakarzinom 28, 132 f., 135 f., 163
Behandlung 145, 149 f.
Entfernung 146 f.
fortgeschrittenes 151
Früherkennung 114, 134, 137 f., 140 f.
Hormonblockade 151 f.
Risikofaktoren 134 f.
Strahlentherapie 149 f.
Vorsorgeuntersuchung 135, 144
Prostatakrebs s. Prostatakarzinom
Prostataoperation 129–132, 146 ff.
Ausschabung 130
Entfernung 132, 146
Komplikationen 130
Laser 131
minimalinvasiv 131
Nadelablation 131
Operationsroboter 148
TUMT-Methode 131
TUNA-Verfahren 131
Vaporisationsmethode 131
Prostatasekret 115
Prostata-spezifisches Antigen s. PSA
Prostata-Stanzbiopsie 142 f.
Prostata-Symptom-Score 124
Prostatatumor s. Prostatakarzinom
Prostatavergrößerung, gutartige 118 f., 122, 167
Behandlung 126, 128
Operation 129 ff.
Prostatitis s. Prostataentzündung
PSA 115, 125, 134, 140
PSA-Wert 140 ff., 145

Radfahren 28
Rauchen 30
Reflexe 16
Refraktärzeit 23 f., 73
Reizschwelle 23
REM-Schlaf 17 f.
Resturin 125
Rigidität s. Steifigkeit Risikofaktoren
Erektionsstörung 32
HIV-Infektion 62
Prostatakarzinom 134 f.
Roggenpollen 128

Sägepalmenextrakt 128
Samenbläschen 71 f., 81
Samenerguss 23, 71 f., 75
Kontrolle 77 ff.
Störung 130, 174
Verzögerung 79
Samenerguss, vorzeitiger 73–77
Behandlung 77–80
Ursachen 77
Samenflüssigkeit 71 f., 81, 83
Konservierung 110
Qualität 110
Untersuchung 82 f., 87 f., 100
Volumen 169
Samenleiter 70 ff., 94, 96, 99 f.
Samenstrang 102
Samenzellen 81
Anzahl 82 ff., 87, 89 f.
Bildung 69 f.
Gewinnung 91 f.
Beweglichkeit 83, 86, 90
Produktion 86 f.
Reifung 70
Schlafstörung 30
Schlaganfall 26
Schrumpfung der Hoden 87 f.
Schrumpfung des Penis 88
Schwellkörper 15 f., 21 ff., 26, 34, 38, 45 f., 49
Schwellkörperinjektion 34, 43 ff.
Nebenwirkungen 45
Schwellkörper-Muskel s. Bulbocavernosus-Muskel
Schwellkörpertest 34
Sertoli-Zellen 70
Sertralin 80
Sex im Alter 167 f.
Sex und Herzerkrankungen 170–173
Sexualität, befriedigende 75, 78, 170
sexuelle Aktivität 27
sexuelle Erlebnisfähigkeit 31
sexuelle Erregung 19 f.
sexuelle Funktionsstörung 35, 169, 172
Sildenafil 35–40, 42, 80, 173
Nebenwirkungen 38
Skrotalhaut 68
Smegma 13
Spanischer Kragen 15
Spermien s. Samenzellen
Spritzkanal 71
SS-Cream® 79

Stanzbiopsie 142 f.
Start-Stopp-Technik 79
Steifigkeit des Penis 18, 22, 44, 48, 169
Sterilisierung 71, 94 (s. auch Unterbindung)
Stickstoffmonoxid 36

Stimulation, sexuelle 19, 21, 23, 36, 41, 72
Strahlentherapie 149 f.
Stresshormone 26
Syphilis 59

Tadalafil 39 f., 42
Tamsulosin 126
Taubheitsgefühl 28
Terazosin 126
Testoderm® 164
Testosteron 65, 159, 163, 165
Testosterongel 27, 164
Testosteronmangel 27, 159 f., 162, 165 f.
Testosteronpflaster 164
Testosteronproduktion 19, 27, 69 f., 87, 116
Testosterontherapie 27 f.
  Nebenwirkungen 165 ff.
Testosteronwert 31, 34, 160 ff.
Tomaten 136
Tripper s. Gonorrhoe
Tumeszenz 18, 22
Tumormarker 106, 108
TUMT-Methode 131
TUNA-Verfahren 131
Tunica albuginea 15 f., 22, 49 f., 52

Ultraschall-Untersuchung 50
  Hoden 102, 106
Unfruchtbarkeit 68, 70, 84 f., 88
  Behandlung 88
  Ursache 88
Unterbindung 93–99
  Komplikationen 97
Untersuchung
  Computertomographie 145
  Erektionsstörung 33 f.
  fMRT 20
  Hoden 102, 106, 109 f.
  Hodenkrebs 106
  Hodenkrampfader 91
  Hodentorsion 102
  Kernspintomographie 145
  Knochenszintigraphie 145
  Penisverkrümmung 50
  PET 20
  Prostata 123, 125, 138–141, 163
  Samenflüssigkeit 82 f., 87 f., 100
  Stanzbiopsie 142 f.
  Ultraschall 50, 102, 106
Uprima® s. Apomorphin
Uroflowmetrie 125

Vakuumpumpe 47 f.
Vaporisationsmethode 131
Vardenafil 40, 42
  Nebenwirkungen 40
Varikocele s. Hodenkrampfader
Vasektomie s. Unterbindung
Vasovasostomie 99 f.
Verkalkung 34, 49 ff.
Verletzungen am Penis 50
Viagra® s. Sildenafil
Vorhaut 13 ff.
Vorhautbändchen 16
Vorhautentfernung 13 f.
  teilweise 14
Vorhautentzündung 14
Vorsorgeuntersuchung 109, 135, 144
V-Y-Plastik 54

Wachstumshormon 158
Wasserlassen
  nächtliches 118, 126
  schmerzhaftes 117
Weiske-Fragenkatalog 33

Zirkumzision s. Vorhautentfernung
Zuckerkrankheit s. Diabetes
Zu-früh-Kommen s. Samenerguss, vorzeitiger
Zusammendrücken des Penis 79
Zwetschgenbaum, Afrikanischer 128